文成天縱

中醫古籍稀見稿抄本輯刊

ZHONGYI GUJI XIJIAN GAO-CHAOBEN JIKAN

李鴻濤 主編

52

广西师范大学出版社
GUANGXI NORMAL UNIVERSITY PRESS
·桂林·

第五十二册目録

鮑竺生方案不分卷

〔清〕鮑晟撰

清抄本

鮑竺生方案不分卷

本書爲中醫醫案專著。鮑晟（一八四〇—一九〇〇），字竺生，又作竹生，清代吴縣（今江蘇蘇州）人。自幼聰穎，嘗爲諸生，後師從邵杏泉，善治温熱病，名噪一時。鮑氏臨證以養陰泄熱見長，著有《讀易齋丸散録要》《隨筆醫案》，中國中醫科學院圖書館所藏《七家診治伏邪方案》一書中收録了鮑竺生曾與當時名醫高紫垣、曹滄洲、陸方石、吕仁甫、王賡雲、陳蓮舫等共同看診姑蘇富紳張越楷的醫案，爲中醫較有代表性的會診記録，曾一時傳爲美談。本書即鮑竺生臨診的脉案彙編，共分爲三册。前兩册主要爲温暑濕熱等伏邪和時病醫案，後一册多爲婦兒雜病。觀其脉案，叙述證因脉治絲絲入扣，每有精闢之言，如病例『腎中一陰一陽相互交紐，陰離乎陽則爲痰，陽離乎陰則爲喘』，直揭虚證病源。脉案處方精簡，用藥輕靈，且多復診案例，不乏危重疑難病例，具有較高的參考價值。

伏邪

陳 十四歲

邪滯鬱蒸表熱波而裏熱甚脘痞泛噁大便秘舌苔黃質絳脉濡弦數童質陰氣未堅深恐變端慎之又慎

原枝金石斛四錢　廣藿梗錢半　焦六曲三錢

宋半夏錢半　全瓜蔞四錢　硃茯神四錢

水炒竹茹錢半　大杏仁三錢　連翹錢半

炒枳殼錢半　生米仁三錢　鮮蘆根一兩

顧 十五歲

新風引動伏邪 身熱有汗不解 舌苔根膩口

渴 脉左弦右濡 拔恐增劇 宜加慎

淡豆豉三 炒枳殼錢 川石斛

廣藿梗錢 炒赤芍錢 象貝去心

青蒿梗錢 焦六曲三 大杏仁去皮三

水炒竹茹錢 硃茯苓四 佩蘭葉後下錢

另用 佛手 荷梗 川斛 陳皮 代茶飲

蔣仰高　竺師

伏邪挾動痰火肝陽上升身熱隨氣火為盛衰煩躁乏寐舌苔薄支絳脈左細弦右関滑數病已逾月理之非易

羚羊角一錢　連翹一錢　川貝三錢
小川連七分　丹皮一錢　茯苓四錢
鮮生地一兩　花粉三錢　炒竹茹一錢
元參三錢　知母一錢　碧玉散四錢

又

昨夜煩躁汗大洩大便不禁神昏痰隨氣升刻診脈左涵弦長及寸尺不至指右滑數無序舌苔糙黃少液痰火擾神明心肝之易徵上徵下波瀾疊起可慮之至

生西洋參三　蒼龍齒五　姜竹茹錢
連心麥冬三　煅牡蠣五　夜交藤三
大生地五　川貝三　真風斛五
大白芍三　硃茯神四　陳阿膠（海蛤粉炒）三

上上濂珠粉半

范左 年二十一歲

伏邪挾滯下痢色赤裏急後重小溲點滴
不通舌苔糙黃脉左関弦右濡滑帶数病
已六日後增寒熱高年陰氣已損陡变可危急
炒淡芩錢 廣藿梗錢 青皮〤分 車前三錢
炒赤芍錢 青蒿梗錢 陳皮一錢 米仁三錢
茯苓三錢 炒澤瀉錢 土貝三錢 六神曲三錢
佩蘭葉錢

外治方
車前子一兩
青葱一把
蘇枝三錢
共搗濃汁以巾
布拭熨少腹

龔

伏暑挾濕滯身熱夜甚頭痕脘痞舌苔垢便溏不暢溲赤脉濡殊爲病已經旬深恐變端

越鞠丸四 藿梗錢 赤苓三 生米仁三
大豆卷三 法半夏錢 澤瀉錢 川通草八
廣藿梗錢 炒枳殼錢 竹茹錢 嫩桑枝四
佩蘭葉錢

陳 卌歲

伏邪挾滯病八日身熱腹痛便秘舌黄口渴
脉濡弦數深恐變端宜加慎

淡豆豉三錢　大杏仁三錢　白蒺藜三錢
鮮金斛生　焦六麯三錢　廣藿梗錢半
全瓜蔞四錢　炒竹茹錢半　青蒿梗錢半
硃茯苓四錢　炒枳殼錢半　冬桑葉錢半
鮮蘆根一兩

顧

伏邪病四日身熱有汗不解胸悶頭暈動則氣急舌苔垢口渴神煩拒有囈語脉左弦右促数無序一派昏陷之象陡变可危之至

鮮金石斛朱　青蒿梗钱　茯神辰拌四本　桑葉钱

紫貝齒万　炒枳殼钱　象貝三　竹茹钱

廣藿梗钱　炒赤芍钱　蒺藜三　杏仁三

貢芝翁

諸恙向安脉弦亦緩宜從本治

潞黨參三 雲茯苓三 甘菊炭錢

製於术三 土炒白芍三 潼蒺藜三

春砂仁末拌大生地五 鹽水炒厚杜仲三 懷山藥三

炙綿黄耆三 川續斷三 炙陳皮二

姜汁炒竹茹錢

首烏藤三

朱左　十一月二十一日

身熱未淨嘔吐大作舌黄根垢脉濡弦数

深恐變端言之再矣

製半夏一錢　杜蘇子一錢　陳皮一錢

連皮苓三錢　大杏仁三錢（鹽水炒）　赤芍一錢

川石斛三錢　瓦楞子四錢　鬱金五分

姜竹茹一錢　生米仁三錢　通草八分

佛手

陳皮代茶

又

六月二十三日

伏邪乘勞而發身熱脘痞嘔噁舌黃口渴
脉濡弦數高年陰氣不足病已半月深恐
喘變言之再三矣

製半夏　赤茯神　青皮　瓜樓子
姜竹茹　生米仁　陳皮　白蒺藜
原金斛　大杏仁　蘇子　嫩桑枝
真鬱金

朱

伏邪乘勞而發，身熱汗泄不解，掉眩泛噁，舌苔浮垢，脉左細弦右濡數不調，病已半月餘，高年深恐變端，言之再〻矣。

越鞠丸三錢　大杏仁三錢　杜蘇子錢半
原支金石斛三錢　生米仁三錢　瓦楞子八分
法半夏錢半　姜竹茹錢半　嫩桑枝八分
硃茯神八分　鹽水炙橘皮一錢　真鬱金一錢

吴旭翁 由巷

伏暑挟痧氣身熱不揚手足冷煩悶泛嘔頭暈悶甚疲舌苔膩脉濡沃左悶沉此病経三日深恐变仍宜加慎

越鞠丸 茯苓 廣木香
廣藿梗 大杏仁 真鬱金
蘇梗 薏苡仁 炒赤芍
法半夏 白蔻仁 佩蘭葉

昨服金斛
蒿藿夏苓
化肝蔻佩蘭
桑枝赤芍

徐

伏邪病九日身熱胸悶泛噁舌苔中黃邊白有裂紋脉左細弦右濡數深恐變端言之再矣

原支金石斛三　白蒺藜三　薏苡仁三
法半夏錢半　炒枳殼錢半　廣藿梗錢半
硃茯苓三　冬桑葉錢半　青蒿梗錢半
炒赤芍錢半　姜汁炒竹茹錢半　絲瓜絡錢半
真鬱金

徐　相月二十二日

伏邪病經旬身熱胸悶泛惡舌苔黄脉弦滑數深恐変端慎之又慎

廣藿梗錢　冬桑葉錢　竹茹水炒錢
青蒿梗錢　炒赤芍錢　陈皮炙錢半
淡豆豉三錢　朱茯苓三錢　蒺藜三錢
鮮金斛錢半　象貝母去心三錢　鬱金錢半
紫貝齒五錢

又　　　　相月廿三日

伏邪病旬餘身熱脘痞氣逆舌黄脉左弦右滑

熱入拒煩燥至寐深恐变幻言之再矣

鮮金斛本　青蒿梗錢　炒赤芍錢

冬桑葉錢　硃茯神三乙　炒竹茹錢

白蒺藜三乙　連翹錢　象貝三乙

甘菊炭錢　元參錢　炙陳皮本

紫貝齒錢

蒯

暑風挾滯互阻，形凜身熱，頭脹胸悶泛噁，
汗出肢清，舌苔黃膩，脈濡鬱不暢，面壓脫
色，一派鬱蒸之象，陡變可危之至。

豆卷　枳實　米仁
蘇梗　半夏　杏仁
藿梗　桂枝　神曲
蒺藜　赤芍　鬱金
佩蘭

又

表熱雖淡頭暈力乏足軟神倦舌苔化而質
絳脈細弦表熱反復宜加慎

葛梗　枳殼　半夏
藿梗　赤芍　鬱金
桑葉　米仁　通草
蒺藜　杏仁

然服依

又

寒盡汝未復原諸宜加慎

川斛　半夏　桑葉

硃苓　赤芍　菊炭

竹茹　米仁　料衣

陳皮　杏仁　辰砂

稻葉

王麗甫

暑濕熱傷氣咳嗆痰稠頭目昏暈肌膚灼熱入夜更甚舌苔白有裂紋脈弦滑數當此溽暑靜息為上

桑葉　象貝　米仁
杷葉　杏仁　竹茹
海石　蒺藜　扁衣
蔞子　青蒿　橘皮
荷葉

程

月槎翁　五月廿八日

暑温病十八日表熱波裹熱蒸神呆氣促耳聾目瞪舌苔糙黄脈弦數不調腑通未暢邪熱由陽明逼厥陰一派昏惱之象莫謂言之不早也　請前診諸法家　教正

鮮金石斛本　九孔石決明万　硃茯神三　大杏仁去皮三
淡豆豉同搗三　青蒿梗錢　硃連翹錢　真鬱金切片二
黑山梔錢　冬桑葉錢　括蔞根三　川通草八分
水炒竹茹一

又

二十九日

暑溫病十九日身熱脘痞神呆氣促耳聾目瞪舌苔根灰（黄）边绛脉弦数不调腑通未暢拉有嘿語邪並由陽明逼厥陰昏陷可危言之再矣能 諸法家 教正

冬桑葉三 硃連翹錢 紫貝齒（杵）兩 炒赤芍錢

白蒺藜（去刺）三 淡豆豉三 大杏仁（去皮）三 川竹茹錢

硃茯神錢 鮮金石斛（全搗）錢 炒枳殼錢 青蒿子一三

鮮蘆根（洗）兩

庚右 見效　　乙未杏月 竺師診

温邪引動肝厥陡然跌仆神昏不語舌卷牙關
緊脈寸關伏尺動此轉丸陰虧失血之体内風
習習連厥而脫恐在目前勉擬方以冀人謀

生西洋參三　羚羊角三　天竺黄三
元參三　石決明一兩　白蒺藜三
細生地八錢　冬桑葉三　川貝三
鮮藿斛一兩　杭甘菊三　硃連翹三

紫雪丹五分用鮮竹瀝一兩石菖蒲汁一小盃
橘紅汁一匙燉溫先服

又 復診 竺師

溫邪乘營虛而直趨厥少神昏不語指搐目瞪舌縮伸牙關緊脈細數無序熱熾傷陰液涸動風厥變恐在目前勉擬方以盡人事

羚羊角三 細生地半 湖丹皮三

石決明万 鮮霍斛万 川貝三

生西洋參三 冬桑葉三 硃茯神四

元參三 天竺黃三 硃連翹三

王右　見效　竺師

溫邪傷陰邊發熱又五日神蒙讝語欬痰氣
逆作喘且時自笑舌苔浮黃質絳少液唇焦
齒垢五中煩擾四末振動大便熱泄脈左關弦長
及寸尺部不甚右滑數無序邪已化火由陽明
直犯厥少風動痙厥慮在目前莫謂言之不早
也

生西洋參ノ三　羚羊角三　硃連翹三　肥知母三
元參ノ三　生石膏万　辰茯神四　黑山梔三
鮮金石斛万　大竹葉三　川貝三　細生地四
活水蘆根万　紫貝齒万　先服神犀丹壹粒

謝 左七十二歲 見效 竺師

陰不涵陽內風旋轉右肩肘痠痛筋絡抽掣舌黃質絳有裂紋脈弦而數右滑帶數寸口累浮小溲頻數大便溏泄數次類中之象顯著調攝更宜加慎

吉林參鬚一錢 青防風一錢 川貝三錢
壁於术錢半 同炒棉黃耆錢半 土炒白芍三錢
江枳殼一錢 蒼龍齒二錢 甘菊錢半
硃茯苓三錢 左牡蠣四錢 蒺藜三錢
真風斛五錢 首烏藤三錢

又

陰不涵陽，內風旋轉，右肩肘痠痛，晝甚且腫，往往抽掣，動則汗出，小溲頻數，便溏不多，舌白中有裂紋，脈左弦而疾，寸口數，右關軟滑帶數，即循成法，冀得一當為妥。

吉林參鬚一錢　辰茯神四錢　蒼龍齒先

米炒西洋參錢半　製冬朮二錢　左牡蠣五錢

真鳳霍斛三錢　土炒白芍三錢　甘菊炭錢半

蛤粉炒大生地八錢　潼蒺藜三錢　川貝母三錢

夜交藤三錢

又

少陰不足陽明有餘久患牙痛大風相煽痰随氣升右肩及上臑痠痛牽引手指舌黄質絳脈左細弦右寸闗带數尺部得其平黎明煩燥肝易易升過近大節更宜加慎

臺參鬚　海浮石　杭甘菊
米炒西洋參　煆牡蠣　潼蒺藜
真風斛　雲茯神　川貝
大生地　土白芍　炒竹茹
另服桑寄膏一兩

孫子蓮兄　菊月十九日

新風挾滯而起表熱脘悶頭痛汗少舌苔白尖紅腑濁曾通小溲亦暢欬嗆咯痰不爽痰帶灰色脉濡滑數最防延成轉重備方候

主翁法家　政之

前胡錢半　淡豆豉三錢　荊芥錢半　大杏仁（去衣）三錢

牛蒡（炒）三錢　象貝（去心）三錢　赤芍（炒）錢半　枳殼（炒）一錢　焦穀芽（絹包）三錢

陳皮一錢　嫩桑枝（水炒）二尺　絲瓜絡（水炒）錢半　水炒竹茹錢半

晚苕雪

又　菊月二十日

風温引動伏邪身熱三日頭痛脘悶欬嗆痰粘作嘔吐水酸味肢體痠楚舌苔紅根苔白膩脉左弦滑右沃塞腹部不舒二便不利最恐延然轉重擬方請

主翁法家政之

前胡錢　象貝一乙
杜蘇子錢　牛蒡錢
冬桑葉錢　白杏仁一乙
淡豆豉一乙　陳皮乙

枳殼乙　焦六柚一乙
炒麥芽一乙　絲瓜絡錢
乾佩蘭乙

又　　九月廿一日

昨得汗身熱漸退咳嗆痰稠氣逆舌苔根膩尖絳
脉寸口數而關弦滑尺部細陰氣素虧伏邪乘勞
而發恐反復宜加慎節

申伯仁弟　斟酌

川石斛三　炒赤芍錢　杜蘇子錢
冬桑葉錢　白蒺藜（去刺）三　大杏仁（去皮）三
水炒竹茹錢　象貝（去心）三　薏苡仁三
炙橘皮一錢　硃茯苓三　絲瓜絡（炙）錢
海浮石（漂）

又

身熱退而未淨咳嗆痰濃色黃脈形數夢魘舌苔根白尖絳口渴脈左寸並大尺細脇氣未行陰虧之體久延似宜備方請

竺生夫子 教正

九月二十二日

冬桑葉錢　前胡錢　川石斛三錢　杜蘇子錢

炙橘紅一錢　硃茯神三錢
水炒竹茹錢　黑山梔錢
象貝去心三錢　炒赤芍錢
大杏仁去皮三錢　海浮石漂四錢
老枇杷葉三片

又

菊月廿三日

昨晚得汗頗暢身熱已退惟咳嗆痰濃稠粘舌白膩脉
右寸略平尺部較起胃納稍增腑氣尚未續通諸宜加慎請

竺生夫子　誨政并請
主翁法家　正之

冬桑葉錢　杜蘇子木　海浮石（漂淡）〡三
青蒿錢　鹽水炙陳皮木　硃茯苓〡三
象貝（去心）〡三　水炒竹茹錢　枳殼木
川石斛〡三　大杏仁（去衣）〡三　肥知母（炒）錢
老枇杷葉（去毛筋）三片　鮮蘆根（去蘆節）木

又　　菊月廿四日

昨通腑垢頗暢疫氣稍平舌苔黄質紅有刺根白未胃納稍馨脉右寸亦平左尺較細體質陰虧治宜清泄餘邪兼以養陰液

改

元參錢　淅貝母（去心）三錢　硃茯神三錢

水炙桑葉錢　海浮石（漂）三錢　大杏仁（去尖）三錢

牛蒡（炒）錢　生蛤殼（杵）半　肥知母（炙）錢

川石斛三錢　炙陳皮木　水炒竹茹錢

老枇杷葉（去毛包筋）三片　生甘草三分

又

菊月二十一日

表热未退今交兩日欬嗽神煩有汗不能寐少
口乾舌白最恐热盛生驚請
主翁法家　教正

前胡錢　淡豆豉三钱　黑山梔錢　冬桑葉錢
象贝去心三钱　牛蒡錢　陳皮炙本　蘇子七分
枳殼本　焦六曲三钱　山茨菇切四分　麥芽三钱
鉤勾後下錢

又　　九月二十二日

昨得汗表熱已退咳嗆尚盛舌白苔紅疲不易吮治以泄化請

主翁裁正

冬桑葉錢　川貝（去心）錢　水炒竹茹錢

老枇杷葉（去毛筋）二片　陳皮（炙）本　海浮石（煅）三錢

杏仁錢　川斛三錢　茯苓三錢

山慈菇（切片）四分

九月二十三日

又

遵示轉方尚祈

酌用

桑白皮（炙）錢　陳皮（炙）　麥芽（炒）三錢

川貝（去心）錢　川斛三錢　山茨菇（切片）四分

白杏仁（去皮）三錢　竹茹（水炒）錢　款冬花（炙）錢

又　　九月廿九日

風熱挾疫滯交阻，昨晚陡然面青神躁，面部胸前佈出紅點，顯而即退，舌苔白膩，手紋帶紫，頃通大便，神識畧空，最防生驚之變，備方請

改

冬桑葉 錢　象貝（去心）錢　赤芍（炒）錢
白蒺藜（炒去刺）錢　大杏仁（去皮尖）三錢　硃茯神 三錢
牛蒡子 錢　陳皮（炙）八分　山慈菇（炒）四分
黑山梔 錢　紫貝齒 半　杭菊炭 本

鄭左

久咳痰氣升喉哽胸脇痛舌黃脉細弦数

恐動血絡宜加慎

川石斛　連皮苓　大杏仁

冬桑葉　土貝去心　水炒竹茹

北沙參　炙陳皮　海浮石

元參　黑山梔　生蛤殼

連子絲瓜絡

徐左

伏邪觸瘧寒輕熱重已兩旬餘腹已結塊

舌苔浮垢脈兩關弦寸口數淹纏恐變慎

之又慎

半貝散　水炒伏苓　硃茯神

廣藿梗　炙陳皮　川石斛

青蒿梗　冬桑葉　黑山梔

炒赤芍　白蒺藜　連子並衣修

吴左

泄瀉雖止身熱未淨舌黃脈兩関弦寸口數恐增端宜加慎

川石斛　薏苡仁　冬桑葉
連皮苓　土貝　白蒺藜
青蒿梗　炙陳皮　水炒竹茹
炒赤芍　黑山梔　絲瓜絡

胡左

咳嗆痰中帶血晝盡舌絳脉弦數陰氣已損理之匪易

生西洋參　水炒竹茹　茯神
元參　海浮石　墨旱蓮
原枝金石斛　生蛤殼　黑山梔
連皮苓　杭甘菊　首烏藤
鮮蘆根

何左 黄埭 相月十八日

咳嗆漸減痰氣未平脉細弦数神倦力乏

調攝加慎

北沙参り 漂海浮石四 水炒竹茹り

川石斛三 生蛤壳本 鹽水炙橘皮七

連皮苓三 薏苡仁三 冬瓜子三

扁豆衣三 去心象貝め三 洗鮮稻葉三

碩左

伏邪乘勞而發身熱汗泄不解咳痰氣逆攻痛异常舌黃脉弦数不調高年陰氣已損變端莫測慎之

冬桑葉錢　杜蘇子錢　薏苡仁三錢　象貝（去心）三錢
白蒺藜（去刺）三錢　碎茯苓三錢　姜汁炒竹茹錢　蔓荊子錢
川石斛三錢　大杏仁（去衣）三錢　鹽水炙橘皮一錢　防風錢
瓦楞子（鹽水煅）一兩

葉左

伏邪乘勞而發身熱兩日咳痰氣逆泛噁舌苔浮垢交降脉弦數恐增劇宜加慎

廣藿梗　白蒺藜（炒去刺）　炒赤芍

青蒿梗　大杏仁（去尖）　焦六粬

連皮苓　生米仁　水炒竹茹

冬桑葉　炒秦艽　炙陳皮

浦

左

久咳氣上逆轟熱陣作舌絳脉弦滑數病已月餘恐動血絡宜加慎

細川石斛　冬桑葉　土貝母
海浮石　白蒺藜（去刺）　黑山梔
生蛤殼　水炒竹茹　絲瓜絡
連皮苓　炙陳皮　料豆衣

王左

欬嗆自去秋至今似甚乃大節在近肺失

肅而痰沫撕先輕揚泄化

旋覆花　杏仁　橘子絡

欵冬花　土貝　東瓜子

杜蘇子　苡仁　瓜樓子

經霜桑葉

王左

病後復元不易復感新風兼有寒熱宿癖

又攻脈來弦濡擻先疏解再進補劑

杜蘇子　象貝母　東瓜皮

白杏仁　鹽橘紅　括蔞皮

冬桑葉　小青皮　炒枳殼

茯苓　焦穀芽

又

在復診時陡然傾倒口吐白沫目竄神迷
脉印右伏左弦乃温邪鬱于内而風寒鬱
于外體虛搜動内風已致痙厥

蘇子　法半夏　新會皮　枳殼
防風　白蒺藜　橄鉤勾　赤芍
製蚕　白杏仁　辰茯神

菜卜汁　一盃杯　燉温先服

顧仂

伏邪病六日身热有汗不解胸悶氣逆稍有
欬嗆口渴舌苔根黄脈弦滑热邪蘊陽明
不達即惱正在險岡未敢泛視

鮮金斛半　象貝三　焦六紬三
黑山梔五　杏仁三　麥芽三
淡豆豉三　枳殼五　硃茯神四
牛蒡子三　赤芍五　鮮佩蘭五

[illegible]

趙左　端月二十八日

久欬痰喘氣上逆入夜更盛激動胸脇相引而痛脘部不舒痰多白沫夜寐不安舌苔薄脈左濡右滑數高年陰氣已損不思納穀何以支持藥石恐難奏功

北沙參　桑葉　海浮石

元參　杏仁　生蛤殼

細生地　川貝　煅牡蠣

大白芍　硃茯神　水炒竹茹

老枇杷葉

王右　　　　　　如月初三日

敖夜受平風热上乘牙齦脹齒痛陣作喉哽舌
苔黄脈細弦數濕热蘊蒸恐增端宜加慎
冬桑葉錢　元參三　製蚕錢
白蒺藜三　知母錢　生苡仁三
炒赤芍錢　萋根三　生甘艸四分
甘菊炭錢　連翹錢　炒竹茹錢
炒澤瀉錢

復

嗆咳
頓咳

鄭秋槎　巧月廿八日午後竺師

昨服藥後得寐汗减頗有好處午後自覺其氣從下而上指文清神疲咳痰氣逆舌有脂飲脈細數不耐按邪熱蒸陰氣損甚深厥深可慮之至

生西洋參一三　蒼龍齒米　川貝一三

真風斛万　左牡蠣万　潼蒺藜一三

硃茯神廾　大白芍一三　炙陳皮才

元武版万　大生地万　姜竹茹乃

首烏藤一三

又　廿九日　榮甫　方右

陰分久傷勞倦擾陽午後肢冷自汗氣從下升脈兩弦右尺不斂舌浮白質絳陰陽不和珍重為上

附子都氣丸一半絹包紮口同煎

吉林參條半　大白芍三　川貝三

煅龍骨五　炒棗仁三　陳皮半

煅牡蠣五　白茯神半　沙苑子三

陳阿膠三

又　　廿九日午後竺師

陰陽不和中州亦餒肢清自汗氣從下升舌苔浮白有陷仮脈左関細弦尺部不斂右細軟雖有伏邪先從本治斂陰陽並攝余用立中之品冀得一當

臺參鬚另　煆龍齒万　川貝三
製於术三　煆牡蠣万　棗仁三
大白芍三　大麥冬三　阿膠三
硃茯神卅　潼蒺藜三　浮麥三
附子都氣丸朵

又

八月初一日晨　崇甫

寒損漸緩，右苔轉灰，中剥，心宕胸痞，脉左細右濡滑，數從下起，陰氣為本，辛温姑徹，轉進存陰泄熱。

吉林參條二　大白芍二　炒棗仁二
上川連五分　朱茯苓四錢　炙陳皮一錢
清阿膠錢半　煅龍齒一兩　川貝二
真風斛三錢　煅牡蠣一兩　炒竹茹一錢

又　　午後竺師

本立而伏邪顯洵屬轉機舌苔罩灰中剝心宕胸痞氣上逆不得卧乍寒乍熱汗易洩脈左細弦右關軟滑帶數陰氣為本微辛溫而鹹陰泄熱碻論也即循成法

西洋參　海浮石　川貝
真風斛　左牡蠣　橘皮
辰茯苓　大白芍　桑葉
炒竹茹　白蒺藜　菊瓣
首烏藤

又

初二日晨　方右　掌甫

作寒作熱勢有類瘧之機止陰精亡伏邪之象漸顯脈細無滑舌浮白腹鳴汗易洩養陰泄化兼入顧脾當否

元米炒西洋參　括蔞根　川貝
甜冬朮　左牡蠣　橘白
雲茯神　大白芍　竹茹
原支金石斛

又　午後竺卿

秋立而伏邪顯，寒甚交戰，有瘧象，欬痰氣逆，頭脹岑岑，舌苔泛黃，腹鳴，汗易泄，脉左細弦右軟滑帶數，即循成法。

米炒西洋參　萎根　川貝母

土炒埜术　牡蠣　青蒿子

硃茯苓　白芍　炒竹茹

白蒺藜　浮石　厚金斛

首烏藤

又

初三日崇甫方石

寒熱止脘氣通舌花剥碎痛脘膈尚隱隱作
脹脈細弦汗出頗多宿痞不潛營衛較和正
陰未復就症用藥餘不多言

臺參鬚　扁豆衣　赤白芍
原金斛　川貝　左牡蠣
懷山藥　茯神　陳橘白
鮮佛手
埜薔薇花瓣

又　　午後竺師

腑氣通寒熱止咳痰氣逆汗出已多舌苔浮
中剥脘腸有時作痛幸有結痞脈左細弦右
無滑帶數即循成法

臺參鬚　茯神　料豆衣
米炒西洋參　川貝　炒竹茹
原金斛　山藥　炙橘白
大白芍　牡蠣　絲瓜絡
野薔薇花瓣

倪 向街　　相月廿六日　壽门

風溼相搏一身痠腫舌白脈浮數小溲點滴不通素患腸紅陰氣被損藥石難以奏近功

木防己錢　小青皮參　黑山梔錢

青防風錢　炙陳皮木　赤苓皮四錢

炙著皮錢　土貝三　大腹皮錢

白蒺藜三　澤瀉錢　五加皮錢

車前子半

陳麥柴万代水

鍾 右

木火爍金久致痠中帶血近增便泄舌苔花剥

脉左細弦右軟滑數虛汶營陰久損病机費出

藥石雖已奏速功

金斛 桑葉 皮苓

元參 甘菊 辰皮

女珍 海石 川貝

旱蓮 蛤殼 橘白

藕節

又

便泄雖止欬嗆依然，舌有薄苔，脉細弦帶數。
改嘗靈未復，加以失血，陰氣大損，宜填之。

沙參　女珍　雲神
元參　旱蓮　川貝
生地　浮石　料衣
金斛　甘菊　爪絡
橘白
藕節

又

咳血已止致嗆欬減舌有薄苔脈細弦帶數陰氣已損適值暑熱逼蒸長途宜緩步而行勿致再動血絡為幸

洋參三 元參三 生地炭 茯苓四

杏仁三 川貝三 甘菊錢半 料衣三

海石四 牡蠣五 竹茹錢半 瓜絡錢半

荷葉一角

瞿

温邪挾濕滯形凛身熱胸悶泛噁頭暈舌滓白脈濡弦數病經三日防熱增劇

越鞠丸　米仁　竹茹

杜蘇子　杏仁　赤苓

藿香梗　半夏　鬱金

白蒺藜　陳皮　通草

佩蘭

楊右

自去秋傷風而起咳嗽鼻塞至今依然、掉眩耳鳴

腹脹泛納少神倦舌黃脉濡弦數陰虧濕熱、

之候癸水不調病机已深理之非易

桑葉　蘇子　皮苓

蒺藜　杏仁　川斷

菊岐　米仁　竹茹

川斛　赤芍　澤瀉

錢

陰虧失血之体加以勞乏易傷血外溢衄血屢發納少神倦舌質絳脈右滑數左關弦長濈動尺部滑值土王大節深恐陡冒宜加慎

金斛　旱蓮　茯苓
山梔　元參　料衣
丹皮　萎根　橘絡
白芍　竹茹　瓜絡

徐

陰虧失血之體咳嗆氣逆腹膨溲少便艱舌苔根膩脉細弦拔宜加慎

細川石斛三錢　連皮苓四錢　元參錢

海浮石四錢　生米仁三錢　黑山梔錢

生蛤殼兩　大杏仁三錢　連子絲須錢

絲瓜竹茹錢　炒澤瀉錢　川通草分

鮮蘆根兩

徐

三陰瘧已月餘，舌苔根膩，脉濡弦，并藥石未易奏功。

廣藿梗一錢　茯苓三錢　姜汁炒竹茹一錢

青蒿梗一錢　小青皮七分　連子絲瓜絡一錢

法半夏一錢　炙陳皮一錢　白蒺藜炒去刺三錢

川貝母去心三錢　炒青蒿一錢　嫩桑枝四錢

佩蘭葉後下一錢

許

表熱解肺氣通脉殊安宜加慎

細川石斛三錢　冬桑葉錢　生米仁三錢

法半夏錢　白蒺藜三錢　大杏仁三錢

姜汁炒竹茹錢　炒赤芍錢　絲瓜絡錢

鹽水炙橘皮錢　硃茯苓三錢　鮮稻葉錢

徐左　十九歲

腹有結塊，按之堅，時有寒熱，舌黄，口碎牙疳，

脉弦數不調，病已年餘，理之棘手。

細川石斛三　小青皮錢　薏苡仁三

連皮茯苓三　炙陳皮〦　大杏仁三

水炒竹茹〥　土貝母三　黑山梔〥

冬桑葉〥　炒澤瀉〥　絲瓜絡〥

曹左 三十二歲

瘧癖已久舌黄脉左弦右濡乃濕熱蒸陰氣損理之非易

茯苓皮一錢　煅牡蠣三錢　海浮石四錢

五茄皮一錢　炒澤瀉錢半　炒赤芍錢半

法半夏錢半　薏苡仁一錢　絲瓜絡錢半

水炒竹茹錢半　大杏仁一錢　杜蘇子錢半

调翁

從喻氏法加減冀得一當

老枇杷葉刃　天花粉一三　原金斛米

冬桑葉刃　海浮石米　雲茯神材

大生地万　懷牡蠣开　川貝母一三

大麥冬一三　陳阿膠刃　生甘草叁

首烏藤一三

生西洋參一三

唐左

伏暑類瘧，間日作，而脘痞氣逆，頭暈，四肢痠，舌黄膩，絡中有陷伏，脈左弦右兼滑帶數，病前奪精，陰氣先傷，深慮增劇，慎之又慎。

越鞠丸　法半夏　橘皮

藿梗　連皮苓　竹茹

青蒿　薏苡仁　赤芍

蒺藜　大杏仁　稻葉

細川石斛　絲瓜絡

又

瘧止而脘痞氣逆四末痠楚舌苔黄

脉濡細弦高年陰氣不足近節更宜加慎

原支金石斛　水炒竹茹　土炒赤芍

蘇子　橘皮　枳壳

沉香水煅瓦楞子　炒香扁豆衣　連皮茯苓

半夏　米仁　澤瀉

嫩桑枝

絲瓜絡

又

諸恙向安舌苔漸化脈濡細弦高年之体

近節加慎

細川石斛　生米仁　竹茹

焦白术皮　杏仁　橘皮

土炒赤芍　懷山藥　瓜絡

連皮茯苓　扁豆衣　穀芽

首烏藤

張　幼

胎瘧日來已兩月餘胸悶氣急欬嗆痰不易咯小溲短赤舌薄白質絳脈細弦如童質陰氣未堅咳然增喘宜加慎

青蒿　象貝　橘皮
藿梗　半夏　竹茹
蘇子　皮苓　桑葉
前胡　杏仁　海石
細川斛　天水散

嚴右

瘧止邊来界限未楚脘痞不舒咳疲氣逆胃呆口苦舌苔糙黄中有陷紋周節痠脈左細弦右沃濇不利癸水不調陰氣不足近節更宜加慎

蘇子　青蒿　桑葉
瓦楞子　赤芍　竹茹
皮苓　象貝　陳皮
川斛　杏仁　穀芽

淳右　原係

又

癃止復来脘痞氣逆䐜脹咳嗆舌苔糙黃中有陷仮脈左細弦右濡沃癸水不調陰氣不足调拝加慎

烏龍丸　川斛　青蒿
沉香汁磨乳楞　青皮　山梔
四製香附　陳皮　澤瀉
連皮茯苓　土貝　蘇子
川斛
竹茹

又

日癯依然脘痛陣作咳嗆氣逆舌黄根膩中有
裂紋脈左細弦右濡沃陰氣不足宜加慎

越鞠丸　春砂仁　青蒿
川斛　陳香櫞　桑葉
法半夏　瓦楞子　青皮
連皮苓　真鬱金　陳皮
土貝
竹茹

又

瘧未漸輕脘痞氣逆肝木侮胃當心作痛否

黄中有裂紋脈濡弦數近增便溏陰氣不足

調攝加慎

香附　蘇子　瓦楞　陳皮

青皮　香櫞　土貝　茯苓

砂仁　蔻仁　川斛　川斷

辰依

上白芍

施右　　壯月初十日

伏邪乘勞而發々為日瘧已及匝月近增便溏舌
苔糙根垢質絳脈左寸數關弦右濡數病機深
矣恐增變端宜加慎

越鞠丸　藿梗　陽春砂仁
法半夏　青蒿　焦白朮皮
姜竹茹　川斛　連皮茯苓
炙橘皮　米仁　土炒赤芍
鮮々稻葉

又　　壯月十三日

便溏得止瘧勢不減舌苔黃質絳脈濡弦數

邪未盡徹尚恐生波調攝加慎

四製香附　青皮　薏苡仁

春砂仁　陳皮　白蒺藜

法半夏　川斛　白茯神

姜竹茹　青蒿　赤砂末芍

鮮稻葉

周

伏邪挾滯，初起日瘧，繼轉連並，今則表並陷而裡並，蒸入暮更甚，胸悶氣逆，泛噁時作，腑氣通而不暢，腹鬱且脹，重按則痛，胃納索然，徹夜不寐，舌苔黃根厚，脈來弦長及寸，寸口數，邪滯蘊蒸，陽明莫達，病延半月，深恐內傳增重，可慮之至

小川連　枳殼　青蒿　神曲
法半夏　赤芍　杏仁　穀芽
瓜蔞皮　赤苓　竹茹　交藤

陳

伏邪類瘧界未楚身熱五日有汗不解咳嗆喉
糙鼻衄頭痕舌苔根膩質絳脈濡弦數病勢
方張恐其增喘宜加慎

淡豆豉　前胡　桑葉
黑山梔　象貝　牛蒡
葉蘇梗　枳殼　竹茹
廣藿梗　蒺藜　陳皮
稻葉
蔥白

又

表熱退而未止咳嗆有痰舌黃質絳脈濡弦數恐反覆宜加慎

桑葉　老蘇梗　橘白
枇杷葉　藿梗　炒竹茹
浮石　白蒺藜　杏仁
生蛤殼　象貝　炒枳殼
稻葉
連子心　瓜絡

蔣右

伏邪挾滯病六日身熱有汗不解胸悶氣逆大便不少溏赤腹痛陣作舌黃根垢質絳口渴脈左弦數右滑數不調病勢非輕深慮內傳昏陷莫謂言之不早也

豆豉　蒺藜　查炭

前胡　枳殼　六柚

蘇梗　赤芍　米仁

藿梗　木香　橘皮

佩蘭　竹茹

何右

日瘧已久肝木侮土脘痞氣逆咳嗆痰不易咯
舌黄中有陷紋脉濡弦數肝脾病涉奇經
癸水愆期四月未至理之非易

越鞠丸　陳皮　浮石
瓦楞子　苓皮　竹茹
蘇子　腹皮　淡苓
青蒿　赤芍　木香
半貝丸

又

久瘧後胸悶而高四肢浮腫木大射金欬疫氣逆大便溏泄舌苔白膩中有陷紋脉沉細異常癸水不至病机叠出藥石雖巴奏功

雞肫皮　丹參　海石
茯苓皮　赤芍　牡蠣
大腹皮　蘇子　車前
椶木香　瓦楞　麥柴

中滿分消丸

顧 太太

病後止膝未復，肝木動擾，心營神恍惚，寐驚惕，掉眩耳鳴，舌乾少液，脈左細弦右無滑。高年營虧之體，肝易易升，尤宜寬懷珍攝。

吉林参鬚 杜仲 料衣

埜生於术 續斷 菊蝂

土炒白芍 伏神 棗仁

原支金石斛 懷藥 交藤

牡蠣

薄小姐

瘧邪未徹，留戀不已，腹滿胸高，欬痰氣逆，右白面黃，脈濡細弦，病机已深，久成疸症，药石難奏速功。

綿茵陳　半夏　加皮
茯苓皮　陳皮　車前
木猪苓　青皮　相皮
炒澤瀉　腹皮　梔皮
水姜皮

阿巧

勞乏內傷感風溫伏邪竊發日瘧寒短熱長咳嗆痰稠氣上逆胃不和卧不安舌苔糙黃脈左細弦右滑數大關節痰濕熱蘊蒸陰氣素虧失血之後熱動血絡宜慎之

葛子　薏仁　滑石
藿梗　杏仁　瓜絡
淡芩　赤苓（砂拌）　杷葉
桑葉　澤瀉　穀芽
越鞠丸　半夏

又

日瘧漸輕，咳嗆夜甚，痰多氣急，食減寐乏，舌黄質絳，脈細弦，右寸數。陰虧失血之体，是動血絡，宜加慎。

細石斛　蘇子　浮石
宋半夏　桑皮　橘白
土貝母　骨皮　交藤
青蒿　竹茹　瓜絡
硃茯神

頸

鬱火濕毒交蒸左偏下發背起經五候潰眼不一形如蜂窠膿泄不暢根圍堅腫毒鬱于裡防其轉重擬托裡消毒法 光中鈇

人參本 當歸錢 茯苓三
黃芪錢 川芎本 連翹錢
白朮錢 白芍三 白芷本
銀花三
甘草五分

又

復診

芪皮　當歸　川芎

吉梗　赤芍　土貝

角針

赤苓　陳皮　生草

李

痘後餘毒濕熱交蒸右偏下發背雖潰膿未外泄根圍散蔓毒欝于裡尚慮轉重擬托裡法

參鬚　當歸　白芍
黃芪　白芷　茯苓
白术　川芎　連翹
銀花　甘草

又

復診

芪皮　陳皮　連翹

川芎　土貝　赤芍

當歸　赤苓　角針

甘草

頥

鬱火濕熱交蒸騎梁中發背起往如月潰孔不一形如蜂窠流膿不爽頂平根散毒鬱于裡擬托裡提毒法絳點鉄

芪皮　川芎　赤芍
歸身　吉更　天虫
冬朮　陳皮　草梢
角針

又

復診

党参 歸身 茯神

芪皮 川芎 草節

鹿角 赤芍 土貝

冬术 陳皮 天虫

高

瞖大退去交蒸左偏十歲背起往止候膿未化
外泄根圍堅腫毒瞖于裡慮其轉重擬疏通
提毒法

防風　吉更　陳皮
白芷　土貝　茄蒂
歸身　赤芍　草節

角針

陸

鬱大濕熱交蒸會于督脈膀胱部分騎中發背起經旬日腫勢散蔓寒熱往來胸悶嘔噁胃穀減少舌白脈濡數其邪深踞慮其內陷撥疎通提膿法 松鈇

芪皮　半夏　赤芍

歸身　陳皮　土貝

蘇梗　茯苓　姜蚕

生甘草

童

年逾花甲氣血就衰鬱火濕熱會于督脉膀胱左偏騎梁發背起經二旬潰眼不一流水無膿色澤紫暗頂平根散毒鬱不發舌紅苔白兩脉濡細殆屬式微精神萎頓正虛毒重最慮内陷急通提托冀其轉陽透達為幸 光大

鹿角　川芎　製蚕

芪皮　桔梗　茄蒂

歸身　遠志　角針

赤芍　土貝　甘草

羅

暑大濕熱交蒸騎樑中發背起往動假形如蜂窠膿未臾泄根圍散漫旁有紅暈寒熱往來舌苔白膩胸悶嘔噁脈不揚此暑濕內蘊怕有內陷之險先擬疏通表裡俟如照右

藿梗　半夏　枳殼
川朴　陳皮　薏仁
歸身　赤芍　茯苓
甘草　佩蘭

史

鬱火溼熱交蒸右腰腎俞發背起經逾候潰眼不一形如蜂窠疽頂平塌疽根散蔓不得膿泄色不焮赤毒邪踞于陰道勢難轉陽外發高年當此重任慮有內傳昏陷之險擬疏通提毒法 鈇五

防風　赤芍　乳香
白芷　陳皮　角針
歸身　土貝　佩蘭
荷梗

張

年逾花甲鬱火濕熱交蒸會于督脈膀胱部分左偏騎樑中發背起徑尺侯潰眼不一形如蜂窠疽頂平塌疽根散蔓色不焮赤胸悶作噁舌白脈濡大便燥結寐中譫語邪毒踞于陰道不得轉陽外達高年當此重任三候關頭竊恐内傳昏陷之險勉擬溫通提膿冀其頂高根束為幸 絳鐵點舌

芪皮　川芎　薏仁　白芷　佛手

鹿角　歸身　陳皮　殭蚕　茄蒂

桂枝　赤芍　土貝　角針

頎

陰虛體質，鬱火濕熱會于督脈循行之所右偏騎梁
發背，起經止候，皮破流水，不得膿泄，根圍散蔓板硬
作痛，寒熱交作，邪毒踞于陰道，不得轉易外達，怕
有裡陷之險，擬溫通提毒法鐵點吞

芪皮　川芎　陳皮
鹿角　吉梗　土貝
當歸　赤芍　生草
角針
茄蒂

朱

內之鬱火外之暑濕互相交蒸背部結疽竄頭不一
膿未暢達根圍堅腫色澤紫晦往來寒熱舌白脉
濡邪踞不宣慮其瀰漫大疽擬疏通提毒法 灵銀

防風 土貝 吉梗
歸身 陳皮 連翹
白芷 赤芍 甘草
角針
茄蒂

胡

鬱火濕熱交蒸騎梁下發背起逾半月膿潰不爽腐肉不化旁圍堅腫毒尚留戀撥托裡提膿法

芪皮 吉梗 殭蚕
當歸 赤芍 土貝
川芎 陳皮 茄蒂
甘草

趙

風温化毒背部結疽攻頭不一膿泄不爽毒欝不化慮其更張擬疎通提毒法 條銀五氣

防風　吉梗　土貝

白芷　陳皮　赤芍

當歸　甘草　赤苓

角針　茄蒂

張

嚮大退去交蒸左偏上騎樑發背起将逾月膿腐雖脱滋水頻流新生未滿元虚不復擬扶正托毒一法光松

當歸　冬朮
白芍　茯苓
党参　芪皮
甘草
遠志
土貝
陳皮

邱

鬱火濕熱會于督脈循行之所上騎發背起經旬日膿未突泄根圍堅腫色不紅赤舌白脉濡熱毒邪鬱于陰道不得轉陽外達慮有裡陷之險擬疎通表裏佐以提毒冀其易膿易潰乃吉

點舌鐵鋒

防風　角針　陳皮
白芷　茄蒂　土貝
羌活　吉梗　生草
歸身　赤芍

馮

癰大湿熱會于督脈太陽右偏上騎梁發背起經旬日潰眼不一流膿不爽毒邪深踞不易轉陽外發慮其增重擬温通提毒法 佟鈇

芪皮　赤芍　角針
鹿角　白芷　茄蒂
川芎　桔梗　甘草
當歸　土貝

呂

乳瘍完膚之後氣營未復以致右肩臂內作抽掣痠楚且漲腫皮色不變流利不定延右腿股不引痛瘍屬肝胆胃三經寒濕痰鬱阻氣血失和慮久延恐成流注重候萬勿輕視

桂枝五分　蘇梗二錢　白芥子一錢
木瓜一錢　青皮（醋炒）錢半　橘子絡一錢
香附三錢　歸身（酒炒）二錢　絲瓜絡（酒炒）二錢
木香一錢　川芎（酒炒）一錢　净乳沒各五分
佛手黃錢半　頂上老山檀香五分摩冲

陳

溼痰阻氣左腋流注结核腫痛起經匝月寒熱往来欲蒸膿象慮其轉重擬托裡法 鉄炅

芪皮　土貝　川芎

當歸　白芷　赤芍

桔梗　角針　甘草

金

痰氣阻絡右腋胛流注結核腫硬已經二旬急難消退者

蘇梗　歸身　青皮

香附　橘核　半夏

漩花　芥子　茯苓

新絳　土貝

又　復診

香附　茯苓　歸身

復花　廣皮　新絳

藕梗　半夏　土貝

生甘草

陳

素有肝氣木鬱失調鬱則生火火盛生痰痰痺于絡左脈流痰起經四月潰流清膿成管不斂餘核累累尚慮他竄理之非易擬養肝泄肝參入化痰法十全

沙參　橘紅　甘草
首烏　茯苓　昆布
白芍　川貝　瓜絡
石决明

又　復診

沙参　首烏　芪皮

川貝　白芍　茯苓

橘核　甘草

石决明　浮石　絲瓜絡

林

營衛兩虧痰凝氣聚左脈流痰起經兩月現結三枚潰者潰腫者腫膿出清稀孔眼深大最慮淹纏成管非細事也擬和補營衛宣絡化痰法

首烏　廣皮　赤芍
歸身　茯神　甘草
沙參　川貝　瓜絡
石決明

石

痰氣阻絡左腋胛流注結核腫痛按之堅硬寒熱往來已經匝月漸有蒸膿之象慮其增重擬疎泄化痰法

琥珀　桔梗　香附　覆花　芥子

廣皮　半夏　茯苓　甘草

歸尾　赤芍　新絳

又

瘕診

歸尾　瘕花　芥子

半夏　廣皮　青皮

製蚕　土貝　枳殼

新絳

又

復診

芪皮　茯苓　土貝

歸身　廣皮　瓜絡

赤芍　半夏　甘草

方

瘡久濕鬱生痰痰隨氣阻痺於中左腋胛流注結核腫痛按之堅硬形勢巨大難以消退者

覆花　青皮　芥子

香附　枳殼　歸身

新絳　橘核　赤芍

又

復診

香附　青皮　橘核
覆花　陳皮　芥子
歸身　土貝　新絳

劉

暑熱與胎毒並發瘰癧滿佈遍体皆有熱成膿瘡擬清熱解毒為治

川連　連翹　赤苓

赤芍　土貝　滑石

銀花　桑葉　生草

甘菊

吴

暑湿夹疫痹依右腋胛流注起经币月色泽转红已具蒸脓之象舌红苔黄脉细数拟仿活命饮意

防风　当归　土贝

白芷　陳皮　皂刺

赤芍　吉梗　生草

王

左腋脚瘡雖潰膿未暢泄治以清托

芪皮　當歸　陳皮

白芷　川芎　茯苓

土貝　赤芍　花粉

生甘草

黃

痰氣交阻右腋胛流注按之堅硬已徑半月寒熱往来

難以消退者擬疏通化痰法 珀灵

蘇梗　陳皮　香附

芥子　半夏　覆花

歸鬚　青皮　新絳

橘核

又

復診

防風 吉梗 白芷

當歸 赤芍 丹皮

草節

乳香 角針 土貝

湯竹翁

陰不涵陽木火易升脾神不運舌中剥脉細弦數仍從本治

生西洋參（去皮切片）三　硃茯神四　土炒白芍三

懷山藥三　蒼龍齒本　清炙甘草五分

連心麥冬三　左牡蠣四　川貝（去心）三

大熟地四　陳阿膠三　夜交藤三

元武版（鹽水炙）四

朱左

濕熱為風陽鼓動身熱脘痞咳痰氣逆舌中黃脉濡弦數高年勞乏深恐變端

杜蘇子（鹽水炒）钱　廣藿梗钱　茯神三

瓦楞子打　薏苡仁三　炒赤芍钱

製半夏钱　大杏仁（去皮）三　真鬱金（切片）二

鹽水炙橘皮二　白蔻仁（切研）五分　川通草七分

姜汁炒竹茹钱　絲瓜絡（炙）钱

陳 左

濕熱痰氣鬱蒸脾困肝升 泛噁煩悶舌苔浮黃边白脉濡弦数病已月餘 理之非易

越鞠丸（夏布包）四錢　薏苡仁三錢　炒赤芍錢

製半夏錢　大杏仁（去皮）三錢　杜蘇子錢

赤茯苓三錢　白蔻仁（勿研）八分　瓦楞子（鹽水煅）四錢

瓜蔞皮四錢　姜汁炒竹茹錢　原枝金石斛（杵）三錢

鮮稻葉（洗）三錢

又

左

濕從土化痰氣蘊蒸脾困肝升咳噯煩悶舌苔白脉左弦右濡数病已月餘治恐增劇

製半夏钱　薏苡仁三　全瓜蔞四

製蒼术钱　大杏仁三（去尖研）　焦六柚三

黑山梔钱　春砂仁八分（勿研）　薑汁炒竹茹钱

硃茯苓四　真鬱金一（切片）　炙橘皮一

汪 左

陰虧濕熱之侵泄瀉後腹鳴氣上逆疲氣易升舌苔黃質絳脉濡弦數非淺恙也慎之

懷山藥 三　川石斛 三　稆豆衣（炒） 三
焦臬皮 刂　小青皮 七分　薏苡仁 三
土炒白芍 二　炙陳皮 一　春砂仁（敲） 五分
連皮苓 三　土貝母（去心杵） 三　鮮稻葉（洗） 三

又

溼熱蒸騰氣損脾神不運腹鳴泄瀉咳痰氣上逆舌黃脉左弱細弦右濡滑帶數恐增端宜加慎

焦白朮皮钱　川貝（去心）三　焦米仁三
土炒白芍钱　炙陳皮〥　冬瓜皮三
穭豆衣（炒黄）三　連皮苓三　春砂仁五分
懷山藥（炒黄）三　廣木香五分　佛手片〥

趙　四月廿五日

足太陰脾濕因肝木厥逆擾動其病故濕痰泥滯脈象亦滯而不爽舌苔亦垢膩而厚究宜以宣洩治之

川桂枝七分　白蔻仁六分　法半夏錢
大杏仁（去皮研）[illegible]　白蒺藜三　雲茯苓三
薏苡仁三　宣木瓜錢　廣陳皮[illegible]
防風錢
通草七分

又

四月廿六日

太陰下利腹脘作痛身微熱脈微數右微白當
以苦辛化陰合淡滲法治之

炒淡芩錢　澤瀉錢　神曲錢
生白芍錢　豬苓二　麥芽二
雲茯苓二　木煨香五分　焦白朮錢
陳皮錢
通草五分

又　　午月初四日

濕鬱經脈，身熱身痛渴而拒飲，雖有汗身熱不解，故内經云汗而不解，當審其兆。凡則濕脈象右緩，兩關尤覺模糊，乃風濕鬱痺無疑，當以辛凉淡滲治之

薏苡仁三錢　白蔻仁八分　茯苓塊連皮三錢
竹葉二錢　炒淡芩一錢　澤瀉一錢
滑石三錢　連喬一錢　通草八分

又　午月

前投苦辛合化稍見微效惟內既受脾胃之濕外復感時令之濕四肢及面部稍腫乃經所謂濕化熱之重則腫。幸身熱似解抽痛掣痛亦覺斂迹惟中焦水邪留戀故口中仍覺膩滯腹中依然膨脹仿古法究宜輕宣滲濕治之

茅蒼术錢半　茯苓皮三錢　大腹皮錢半　川萆薢錢半

製川朴六分　薏苡仁三錢　黑山梔錢半　晚蚕砂三錢

製半夏二錢　廣皮一錢　瓜蔞仁錢半　飛滑石三錢

川通草一錢代水

又　蒲月初六日

濕熱交阻不解兼之飲邪濁泛上逆大小便俱閉不通幸脈象和緩身熱已解舌苔薄白微膩擬仿仲祖瀉心法治之

炒淡芩三錢　澤瀉錢　杏仁泥三錢
木豬苓三錢　腹絨錢　括蔞根錢
茯苓皮三錢　滑石三錢　江只實錢
法半夏錢
生姜三片

又　　　　榴月初七日

今晨先少泄瀉乃熱結旁流之象若以辛溫治之
恐愈熱愈甚口愈燥且以辛涼淡法治之

生石膏六錢　　黑山梔錢　　茯苓皮二
大杏仁三錢　　猪苓二　　澤瀉錢
川黃柏二　　法半夏二
枳實汁　姜汁　各兩茶匙冲入

張燧嘉　六月晦日　高紫垣

操勞感濕熱肌膚先寒後熱口苦而渴脈細濇舌黄擬以清化

乾葛二　全瓜蔞二　竹茹錢

桔梗半　赤茯苓三　前胡錢

淡芩二　連翹二　生草三分

知母三　黑山梔三　滑石三

又　陽月朔日復診

熱解未淨口苦而渴脈右弦數苔黃仍

宜清化

乾菖三　天花粉三　茯苓五

連翹三　白蒺藜三　陳皮八分

黃芩五　桑葉五　通草一錢

知母三　杏仁三　生草三分

燈心十莖

又　初二日恒診

肌鮮脈卒便溏覺熱此為濕熱下以口渴少懈泛噁欬痰不爽食物甚滯宜調中運滯

煨葛根二　陳皮錢　茯苓三
生白朮錢　建曲二　滑石三
姜半夏錢　通草八分　長黃穀芽八分
炒淡芩錢　生草三分

又　初三日　恒診

渴飲甚五心煩熱脉急細數而弦舌苔燥黃夜不成寐此為陰不濟納陽元上升宜毓陰濟陽

扁石斛三　大麥冬三　黃甘菊錢
淡竹葉錢　生白芍三　廣皮白半
薑半夏錢　炙鼈甲三　懷牛膝三
辰茯神三　炙坎版三　柏子仁三
生甘草三分

又

初四日復診

昨進鱗陰三甲湯，夜已成寐，精神振，惟宿有腸紅，近日復發，欬不爽，口中乏味，渴雖解，尚覺燥，頸蒙，納淺，脈寸獨弦數而滑，宜滋金潤燥兼養營分

沙參四錢　炙鱉甲四錢　廣皮白一錢

黃菊二錢　炙款冬四錢　捲竹葉分

浮石三錢　生白芍三錢　銀花分

玉竹三錢　苦丁茶分　川貝分

甜水梨皮分

又

初五日 恒診

神倦語糊，脉浮而細，苔黄邊絳，口渴甚，既為真陰不足，又屬鬱熱未解，慎防陷入致痙，宜滌熱降痰

羚羊角　丹皮　廣皮白

炒銀花　鮮生地　青蒿

捲竹葉　元參心　浮石

連翹　麥冬　象貝

竹瀝拌姜半夏　燈心十莖

又　　初五日　智涵

溫邪激動痰濁先以勞頓氣浮遂發熱間日而作〻則迷蒙氣急嗜臥口乾舌少津液脈弦數少力右寸關浮大滑數深防喘閉殊未敢忽

金沸草　　白蒺藜　　乾霍斛
前胡　　真鬱金　　紫貝齒
姜竹茹　　枳殼　　乾菖蒲
製南星　　象貝　　通草
　　乾佩蘭

又　初六日恒診

少陰不足陽明有餘兼感溫邪遂發間日而
熱發神蒙語糊嗜卧口渴亟飲溲遺形如癲瘧
脉右寸浮數而弦左寸關弦數而細苔中黃邊白
仍擬添津為方

乾霍斛三錢　麥冬二錢　青蒿子三錢
熟石羔三錢　乾菖蒲五分　炙鱉甲四錢
連翹二錢　炒竹茹一錢　陳皮一錢
知母三錢　象貝三錢　乾葛二錢

又　初六日　智涵

病起八日表熱間日盛衰退不能淨昨述嗽氣促今因乏腰脊重着脈左細弦右滑數舌燥黃口乾內傷外感同病表邪痰濁交阻最防熱劇生波

乾霍斛一本　象貝三　製南星本
大豆卷三　竹茹め　乾菖蒲五分
前胡め　赤芍め　天竺黃三
白蒺藜三　鬱金本　紫貝齒刀
乾佩蘭三
桑枝尺

又　　初七日恒診

宿係陰虛不旺近挾溫邪熱發神蒙口渴間日一發形如瘧痞嗜卧倦言此由正虛邪戀診脈細無苔黃燥起刺勢防正不勝邪致內風肝動尽痙厥之虞

臺參鬚七分　花粉一三　廣皮白木
乾霍斛三　連翹三　丹皮母
大麥冬三　茯神一三　知母一三
鮮菖蒲三分　川貝母　乾葛三
煅龍齒四　生草三分　鮮竹瀝万（調入生姜汁兩小匙）　燈心三尺

又

初八日恒診

昨經扶正却邪神識已清苔轉白糙帶黄色脉右寸不起惟左部细無口渴便結此正氣稍振温邪分化之象仍為吉兆仍守前法加減

吉林參鬚三　連翹三　仙製半夏錢
洋天冬三　辰茯神三　製膽星四分
大麥冬三　川貝錢　生决明半
乾霍斛三　廣皮白千　乾佩蘭錢
川通草千　鮮竹瀝兩調入姜汁兩小匙

又

初九日恒診

兩脈稍覺振起惟重按尚覺無力而軟弱苔色糙白中黄未化神倦嗜卧懶言究由正虚邪戀未净仍擬扶正祛邪

臺參鬚錢　廣皮白千　茯神三錢

大麥冬三錢　川貝錢

鮮竹瀝拌炒姜半夏錢

牛黄清心丸一粒研細匀兩次沖服

又

初十日垣診

舌苔已黄色目珠旁不淡黄此濕熱之邪從分達至嗜卧倦言不為太陰陽明濕熱交阻清陽陷于濁陰之中是宜淡滲芳香以解濕滌熱調養旬餘自能向安

乾葛三　枳實錢　腹皮三

茵陳三　竹茹錢　滑石三

熟石羔四　山梔錢　廣皮一

知母三　茯苓三　赤苓三

通草一　佩蘭葉錢

又　　十一日姮診

苔黄口燥脹滿仍宜韋莖法加減

乾葛三　石菖蒲八分　天花粉三
石膏四　黄甘菊二　元參心二
知母三　滑石三　連翹心二
鮮竹茹四　象貝三　通草一
廣皮一　佩蘭葉四

又　十一日灯下恒再診

清氣不升濁氣不降致呃逆古方丁
香柹蒂湯用之
柹蒂三個　丁香兩枚　濃煎
另備刀豆子三乙　聽用

又　十二日恒診

正虛邪戀，濁陰不降，呃逆噫噯頻生，脉按細數，乏力，舌苔中黄邊燥，深恐正不勝邪致汗脫之虞。擬毓陰輔正，稍佐順氣降逆，方备　教正或請鮑竺生　陸方石　諸方家　裁定為妥

臺參鬚二錢　生白芍二錢　茯苓三錢
鮮霍斛四錢　姜半夏錢半　赭石四錢
麥冬二錢　陳皮一錢　黄菊二錢
五味子五分　炒竹茹錢半　通草一錢
綠萼梅一分

又　十二日辰刻方右

陰氣先傷，陽氣獨發，不寒但熱。是為癉瘧。瘧發神蒙懶倦。昨又吃逆頻作。舌焦黃苔涸。小溲不禁。脉弦數，左尺不斂。正陰將潰。邪漸化火。恐有厥脫之變。擬扶正存陰

老山人參一錢　極壯蠣一兩　川貝三錢
真風斛一兩　大白芍三錢　炙草四分
大麥冬三錢　竹茹錢半　茯神三錢
炒阿膠錢半　橘皮七分　旋覆花錢半

又　十二日午後竺師

陰氣先傷陽氣獨發初起壯瘧之發神蒙昨晚忒氣逆神疲右少液苔罩灰小溲不禁脉右促數無序左尺不斂正陰將潰致謝不敏

臺參黃米　真鳳斛米　二原生地四　炙甘草五分

白芍三（川桂枝三分同炒透去桂用）　阿膠乃（海石粉同炒）　川貝三　麥冬三

煅牡蠣兩　硃茯神三　竹茹乃　橘皮米　炮姜渣三分（後下）

又

十三日巳刻 仁甫 方右

伏邪半月如瘧瘧而起漸致晝夜模糊神識不慧呃逆肢倦振動音低語懶舌糙黃根垢少液大便或溏或閉小溲不禁脈數促左尺不斂邪未透達正氣將潰勉守成法以冀萬一

老山人參五分　龍齒万　阿膠一二乙

真風斛四　牡蠣万　川貝二乙

麥冬二乙　白芍二乙　竹茹身

炙甘草五分　茯神四　橘皮本

都氣丸三錢

又

十三日傍晚竺師

讀尊方美善兼備亦撥坎離既濟意為止呃計未識合否

上交桂三分 上川連二分 炙甘草一分

右三味合研細末飯粒和丸徐徐送下

又

十四日巳刻 方石 仁甫

呃逆全身振動神情沈沈默默懶于應對舌黄糙厚垢身熱灼熱左脈陡轉濡細尺虚右脈滑數渡仍不禁此係元海根鬆陽明熱戀防正邪並脫

老山人參一錢　龍齒四錢　紫石英四錢

麥冬二錢　牡蠣四錢　茯神一錢

小川連五分　白芍二錢　橘皮一錢

陳阿膠一錢　炙草五分　竹茹一錢

都氣丸半

又　　十四日晚竺師

脉右部陡轉滑大重取則数左弦尺不耐按舌苔罩灰呃逆全身振動神情默默沈沈元海根鬆陽明上恿洶碣論也

吉林人參一錢　龍齒一錢　細生地四錢
麥冬三錢　牡蠣四錢　硃茯神四錢
風斛錢半　阿膠錢半　川貝三錢
炙草五分　白芍三錢　竹茹錢半

又　十五日　仁甫　方右

神情更倦欲言則氣衝作喘喘時全身振動脈右部滑大尺散左尺沈細樞不固勢將悠悠轉脫勉擬方

吉林人參八分　阿膠一錢　沙苑子一錢
蛤蚧尾一對　牡蠣四錢　白芍一錢
大熟地四錢　紫石英四錢　炙草五分
五味子五分　麥冬一錢　茯神一錢

又　　十五日晚竺師

病十七日少陰之陰先傷陽明之熱內熾氣衝作吮々時全身振動脈右部錯傺无序左尺振動舌苔罩灰神情更倦悠々轉脫可慮之至再謝不敏

老山人參千　　龍齒生　　川貝三

麥冬三　　牡蠣万　　炙草五分　　阿膠（海石粉炒）三

五味子五分　　白芍三

真鳳斛一本

又

峯缺

吉林人參一錢

麥冬三錢

熟地四錢

十六日仁甫方石棠甫層雲

阿膠三錢　枸杞子二錢　石英四錢

牡蠣四錢　沙苑子三錢　川貝三錢

白芍三錢　烏梅炭四分　硃神二錢

真坎炁一條

參鬚

風斛　代茶飲

又　　十七日巳刻仁甫　方石賡雲

徹夜肢冷黎明轉熱便下溏垢神思較昨略振
呃逆振動稍緩脈左三部弦數右關略大兩尺漸
起舌由厚化薄文係少陰之氣得從陽明之
熱尚熾仍防反復擬從辛達表主治

老山人參一錢　白芍三錢　沙苑子三錢
麥冬三錢　川貝三錢　茯神一錢
鳳斛半　牡蠣兩　橘皮一錢
炙草五分　石英兩　竹茹一錢
阿膠一錢

又

十七日陳康舫由朱家角重價聘來

濕溫兩旬自寒熱至今未曾分明漸起呃逆若有聲若無聲渾身振動其象自下至上上乃窒塞勿通神志亦不甚清楚言語蹇濇面淒神疲大便非鮮黑色小溲或利或不禁診脈輕按重按俱濡中按弦滑左細數寸尤甚舌光少液證屬伏邪起因內動風與痰邪鬱遏中焦升降不得持其權上下下逆為失其佃現在邪勢仍未宣解而氣液被傷則無出路必致正氣自為消耗脈證合參用藥之議以中焦為主腦令風痰有運化之

機則上下闔鍵始能交紐撥益中以化痰和液以息風參以納而不滋膩鎮而不損氣機

老山人參一錢　生白芍一錢　淮牛膝三錢
戈製半夏八分　辰茯神三錢　梧桐花一錢
雲磁石八錢　遠志一錢　枇杷葉二片
蜜炙蛤蚧尾一對　金石斛三錢　姜竹茹一錢
化橘紅八分　炒杏仁三錢
伽楠香二分摩沖
黑錫丹八分

又

十八日巳刻 蓮舫 仁甫 方石

服黑錫丹晚定半夜又作痱中呻吟舌光剝少液支刺大便溏面色黑胸膈氣機不舒語言舌強脉左弦細右關滑數下焦關鍵不固中焦痰濁凝聚厥脫之險轉瞬可虞

人參ノ木ラ　龍齒刃　杏仁三
風斛⺈4　牡蠣刃　竹茹ㄅ
蛤蚧一對　白芍三　枇杷葉去毛片
石英ㄅ　川貝三　旋覆花ㄅ
青鉛刃

又

十八夜蓮舫

高麗參六分　竹瀝半杯

人乳半杯　姜汁三匙

沉香五分磨冲　橄欖汁二匙

夏 左

濕困中陽脾神不運表熱不揚胃鈍不欲食舌苔白而積粉脈濡滑恐增重宜加慎

製蒼朮　白杏仁　赤苓

製香附　薏苡仁　滑石

蘇子　白蔻仁　欝金

黑山梔　枳殼　澤瀉

穀芽

貝　壯月廿六日

伏暑晚發，疫濕互阻，身熱少汗，頭脹，胸次瞀悶，得食則噁，口膩不多飲，脈濡滑數，舌白膩。病四日，邪戀陽明，蘊結不達，急宜疏化宣洩，勿致逾候變遷為要。

淡豆豉三錢　製川朴八分　茯苓三錢
老蘇梗錢半　新會皮一錢　白豆蔻三粒（連殼敲）
廣藿梗錢半　江枳殼錢半　塊滑石三錢
姜半夏錢半　焦米仁三錢　鮮佩蘭三錢
越鞠丸四錢

貝左　壯月廿八日

暑濕熱挾痰蘊蒸，表熱式微，胃納不思，神情委頓，痰咳不已，腑氣從未通行，脈來濡滑，舌黃垢膩，病在陽明，清陽困乏，治宜疏化，苦燥透濕，勿至久延轉虛為要。

製川樸七分　製香附錢半　枳殼錢半
生茅朮錢半　范志麯三錢　陳皮一錢
姜半夏錢半　焦米仁三錢　製南星一錢
杜蘇子錢半　白茯苓三錢　澤瀉錢半
白蔻仁末三分　鮮佩蘭錢半

又

壯月廿九日

濕積化痰〻質濃翻清竅被蒙以致神倩不清語
言無稽且兼目斜視循衣摸床脈弦滑舌黃膩
病在陽明蘊熾薰遏膻中胃氣索然最防正元
致不支增變仍姑先豁痰平木以冀腑氣得通再
求進步

青礞石半　天竺黃一錢　橘皮半　旋覆花多
角沉香七分　紫貝齒万　竹茹多　黛蛤散万
川連叁　硃茯神一錢　白金丸一錢　鮮竹瀝万 和入姜汁三匙
陳胆星半　嫩鈎藤一錢

又　廿月三十日

中虛不能運行退濁積而為痰蒙及清竅神識不清語言甚多气稽胃納式微腑秘不通脈濡滑舌黃垢膩本虛標實最防久延轉虛不可泛視姑再化痰健中以冀神識得清再求進步

製白附子錢　陳膽星七分　陳半粬錢半

杜蘇子三錢　天竺黃三錢　枳殼錢半

白芥子七分　姜竹茹錢半　瓜姜仁錢

煅礞石半　橘紅錢　浮石錢

鮮竹瀝一兩和入姜汁三小匙

又

五月初三日

龍雷之火與痰相搏入夜尤甚至天明則漸衰神識依然不清語言仍是含糊脈弦動右尺獨大舌微灰黃膩積痰蒙蔽清竅本虛標實極易轉虛致變殊不敢泛視也擬再豁痰熄降以冀轉機

青礞石錢半　膽星八分　小川連四分　石決明兩

炒枯芩錢　竺黃三　桑白皮錢　旋覆花錢

紫貝齒兩　茯神三　馬兜鈴五分　黛蛤散兩

上上生濂珠粉五分

鮮竹瀝兩　二味用橘紅七分煎湯調勻燉溫先服

又

五月初四日

昨進開洩豁痰之劑宵来畧得安寐煩躁較定惟神
識仍不清徹大便尚未通行咳痰依然粘膩脈弦動
舌浮垢化薄龍雷之火不得潛伏陽明腑氣蘊結
邪少出路再宜清降豁痰通行腑氣宗釜底抽薪
法　脾约麻仁丸四
青煅礞石半　硃茯神三　膽星七分　浮石四
紫貝齒万　鮮菖蒲三　竹黄三　蛤殼万
鹽水煅石决明万　旋覆花包　姜汁炒川連叁分　勾藤三
上上生濂珠粉三分　竹瀝万　橘紅五分　煎濃汁調和燉温另服

又

亥月初五日

神識較清，入夜轟熱較緩，俱屬佳兆。惟大腑未通，濁陰依然上泛，胃氣納穀式微，脈右弦滑，舌浮垢濁。不降則清不升，所慮正元不支，致增變幻。然無糧之兵，貴速戰，仍宜豁痰下奪，循成法加減。

括蔞實四錢　乾菖蒲七分　白芥子七分　鮮竹茹一錢

小川連（姜汁炒）三分　硃茯神三錢　海浮石三錢　石決明（煅）一兩

姜半夏一錢　杜蘇子一錢　生蛤殼一兩　紫貝齒一兩

脾約麻仁丸四錢　另用鮮竹瀝一兩　橘紅五分　煎汁調和，燉溫先服

白金丸三錢

又　　　十二月初七日

脈證無甚進退，惟大便未通，痰濁蒙清竅之象入夜爲甚。脈來弦滑，舌前半灰苔漸化薄，中氣不得下送，腑秘不行，痰熱仍少出路，再宜緩下豁痰爲法。

杜蘇子三錢　生蛤殼万　大麻仁（杵）研
白芥子七分　海浮石三　鮮竹茹三錢
紫貝齒万　製南星七分　新會皮（鹽水炙）三錢
辰茯神三　括蔞仁研　風化硝（沖）三錢

醫通沉香化氣丸（包）

重九日

又

諸恙皆平惟大便雖能下注直腸尚未通行脉來濡弦舌浮垢濕熱痰濁相并於下惟有健運和中以通腑氣

旋覆花一錢　陳皮一錢　杏仁泥三錢
新絳屑五分　南星七分　風化硝一錢
杜蘇子三錢　麻仁三錢　炙雞金三錢
姜半夏一錢　蔞實四錢　辰茯神三錢
炒香圓口穀芽一兩

又

亥月十一日

頻得矢氣大便仍未通行神情仍尽迷蒙之象語言間有無稽胃納不多脈濡弦舌浮垢濁陰不降正元何能恢復治法仍宜踈和通腑為法

栝蔞實四錢　法半夏錢半　廣鬱金錢
杏仁泥四錢　新會皮錢半　川貝母三錢
火麻仁三錢　硃茯神三錢　小青皮錢
枳殼錢半　紫貝齒錢　炙雞金三錢
法香附錢半　炒穀芽[illegible]

又　　五月十三日

諸恙頗平止元大餒大便依然不下用豬膽導亦不效矣氣多向夙垢不行胃納式微神識雖清舌苔厚垢紋糙脈來軟滑久病積虛斷難急奪所謂攻補兩難用藥極為棘手不得已宗陶氏黃龍湯意以冀便下不至轉虛為幸

臺參鬚七分　製半夏錢　川貝母三
製錦紋三　新會皮半　大白芍三
元明粉錢　茯苓三　懷山藥三
炒香穀芽五

又

亥月十九日

大便艱難雖下不暢逼迫之勢較緩而神情委頓胃氣不甦脈濡弦滑舌根垢久病積虚虚中有實再宜清潤滋溢為法

西洋參乃　括蔞仁叭　法半夏乃
油當歸叭　大麻仁叭　陳皮米
鮮生地万　柏子仁三　女貞子叭
硃茯神米　松子仁米　風化硝乃
炒香開口穀芽万

又　勞月廿五日

病後正元不復胃氣漸餒面部浮恍神情委
頓脈來細軟少忍舌浮垢欬痰尚多有年氣陰
並虧正氣不支久延易愆脫變不可忽視

臺參鬚八分　法半夏錢半　海浮石三錢
製首烏四錢　陳皮八分　川貝母三錢
土白朮錢半　穭豆衣三錢　川石斛三錢
帶皮苓三錢　懷山藥三錢　酸棗仁三錢
長濱生壽穀芽一兩

鄒左　　且月初四日

濕熱蘊蒸，腹膨䐜脹，胃納艱運，形寒灼熱，關節痠楚，便溏不暢，舌白，脈濡滑數，恐增劇，宜加慎。

越鞠丸四錢　薏苡仁三錢　赤苓四錢
川朴八分　白蔻殼八分　青蒿三錢
秦艽錢半　滑石三錢　鬱金二錢
桑枝四錢　通草七分　澤瀉錢半
荷葉一角

葛春文　　且月初四日

濕阻中脘脾神不運舌苔黃質絳脉象濡滑陰虧勞乏之倖深恐反復宜慎之

製蒼朮一錢	焦薏仁三錢	炙陳皮木
黑山梔一錢	白杏仁三錢	炒澤瀉一錢
製半夏一錢	白蔻仁三粒	塊滑石三錢
連皮苓三錢	扁豆衣三錢	川通草五分

青荷梗尺許

王右　　　　寎月廿二日

温邪病月餘，初起日瘧，继轉連旦，掉耳聾，口渴，神疲，夜不能寐，舌苔剥，中淡灰，質絳，脈象细無气神，大便陡然下血，病象雖退，真陰大損，深恐正邪並脱，不可忽視。

生西洋參一錢　大白芍三錢　湖丹皮三錢
淡元參三錢　硃茯神四錢　連翹心二錢
連心麥冬二錢　左牡蠣一兩　冬桑葉二錢
細生地四錢　括蔞根三錢　鮮竹茹二錢
川石斛三錢　鮮蘆根一兩

王右　　廿三日

温邪悞汗内偪厥少陰氣大損頭暈耳聾口渴
神迷語懶音低夜寐不安夫温病最忌辛温鞠通
先生論之詳矣况羌防桂葛皆辛竄温燥傷陰之藥
施於陰損液涸之體以致大便下血險遭厥脫之變
刻診脈右固细滑左细弦舌剥質絳中淡灰病象
雖退真陰不支勢恐止邪並脫嘗考聖訓仲景先
師云凡元氣已傷而病不愈者當與甘藥則知理
陽氣當推建中顧陰液須投復脈乃邪少虛多之
治法諒前醫未讀其書焉得心究是理然乎否乎

勉擬方候
高才政定
生西洋參三　大白芍三　花粉三
元參三　炙甘草叁　丹皮三
連心麥冬三　辰茯神四　知母三
二原生地[illegible]　炒香棗仁三　橘白本
原支金石斛三　生牡蠣兩

周左　旺巷郎　臘月廿四日

溼熱挾滯蘊蒸，大便先痢後秘，腹痛拒按，食不下，得食則痛，曾發表熱，幸即解，舌苔白根厚，脉兩關弦滑濇，恐增重，宜加慎。

製芎术錢　炒淡芩錢　煨木香七分
製香附三　炒赤芍錢　小青皮七分
製川朴七分　炒枳殼錢　焦薏仁三
老蘇梗錢　檳榔片錢半　炒澤瀉錢
保和丸四錢　香穀芽三

王右　病月廿五日

病機色脉依然轟轟面赤便血雖止久病陰氣大損汲深便短恐難勝任除存陰泄熱別無他策守成法以望轉機

生西洋參一錢　大白芍三錢　湖丹皮三錢

元參一錢　硃茯神四錢　肥知母三錢

連心麥冬三錢　生牡蠣一兩　天花粉三錢

細生地四錢　陵橘白八分　鮮竹茹三錢

鮮金石斛三錢　夜交藤三錢

周左　　寎月廿五日

濕熱蘊蒸木乘土位腹痛拒按得食則痛脇氣雖
通而未減舌苔黄膩脈弦滑治以滲濕導滯

越鞠丸四　白杏仁三　炒枳實錢
川朴七分　焦米仁三　焦六曲三
杜蘇子三　廣木香七分　南查炭三
宋半夏錢　小青皮七分　萊菔子三
白蔻仁末三分　澤瀉錢

嚴大小姐

風濕相搏一身盡腫腹滿且堅口渴味甜浸曉時作癸水不調舌黄根膩質絳脈細弦數病已五年理之非易

中滿分消丸　青皮　桑枝

煅牡蠣　土貝　米仁

瓦楞子　秦艽　瓜絡

陳麥柴

又

風溼相搏一身盡腫腹滿且堅大便不行小溲不少口渴味甜舌苔根膩脉細弦此病机深矣藥石恐難奏功

五加皮　川柏皮　秦艽

茯苓皮　山梔皮　桑枝

大腹皮　瓜樓子　絲瓜絡

小青皮　陳麥柴

中滿分消丸

又

風濕相搏腹滿較緩癸水不調大便七日未行小溲短少舌苔黃膩質絳脈左細弦右濡沃病机已深藥石未易奏功

大腹皮　丹參　竹茹

茯苓皮　白薇　車前

山梔皮　雞金　麥柴

瓦楞子　赤芍

中滿分消丸

又

腹滿得減小溲漸長腑氣通而未暢舌苔黃膩尚
細弦右濡沃病机已深雖有小效未足恃也諸宜加
慎

雞金　赤苓　苡仁
茯苓皮　丹參　砂仁
腹皮　白蔻　瓜皮
陳皮　澤瀉　扁衣
竹茹

部

濕熱挾滯大便溏泄小溲漸長腹膨稍減舌薄白脈弦數非淺恙也宜加慎

雞金	青皮	苡仁
腹皮	陳皮	砂仁
皮苓	土貝	扁衣
赤苓	澤瀉	稻葉

陶

濕熱蘊蒸風陽鼓動內蘊熱向外畏寒時有形
涼泛噯氣逆脘痞腹膨悶節痠舌薄白質絳
口苦脈左細弦右濡沃癸水愆期先理氣機再覘
動靜

秦艽　皮苓　橘皮
桑枝　香附　竹茹
蘇子　枳殼　鬱金
瓦楞子　砂仁　通草
細川石斛

胡左

病後陰虛未復，夜卧不安，舌苔灰黄質絳，中有陷紋，脈左關細弦，右與滑帶數，尺部沈，陰氣不足，調攝加慎。

西洋參　半夏　左牡蠣
淡元參　秫米　栝蔞根
細生地　茯神　竹二青
原金斛　橘白　夜交藤
蘆根

薄
小姐
濕熱蘊蒸肺胃咳嗆咯痰不爽舌苔根膩脈濡
細弦治先增劉宜加慎

越鞠丸　桑葉　杏仁
蘇子　竹茹　苡仁
半夏　海石　穀芽
皮苓　蛤殼　辰絡

又

溼熱蘊蒸致痰氣逆舌苔浮垢根膩脈濡細弦
腹中沃塞恐增喘宜加慎

生蒼朮　杏仁　白芍
黑山梔　苡仁　茯苓
川朴　蔻仁　鬱金
姜半夏　扁衣　枳殼
焦穀芽

又

濕熱蘊蒸咳痰氣逆腹膨且脹舌黄垢膩脉濡细弦病机已深理之匪易

生茅术钱　苡仁三　桑白皮钱

黑山栀钱　蔻仁七分　赤小豆三

焦白芍三　杏仁三　五加皮三

酒炒海桐皮三

中滿分消丸半

又

溼熱痰氣鬱蒸與風相搏肢腫面浮肝木侮脾當心作脹舌泛白膩脈沈細病機深矣難求速效

茅朮　半夏　加皮　皮苓
米仁　杏仁　蔻仁　腹皮
歸身炭　嫩桑枝　冬瓜皮　建澤瀉
連子絲瓜絡

賀

風温挟濕蘊蒸，身熱，左項頸有結核，舌黑少液，童質陰氣未充，宜小心護持，候

專科先生正之

前胡　吉更　桑葉

牛蒡　半夏　蒺藜

山梔　陳皮　丹皮

赤芍　生草　連翹

山慈菇

陳右

風濕相搏，一身悉腫，煩悶泛噁，氣上逆，腹滿且堅，臍突陰腫，溲便皆艱，纏居三月餘，脉弦長帶滑，陰虧濕熱蘊蒸，肝木乘隙侮土，病由間旬來勢頗驟，藥石恐難奏功

防己　防風　蘇子　腹皮
柏皮　梔皮　加皮　青皮
肫皮　橼皮　伏伶　車前

中滿分消丸

楊 右

素有肝氣掉眩耳鳴癸水不調經前腹痛胸膈不舒脈細弦数甚增喘宜慎之

烏龍丸	女珍	竹茹
川楝肉	料衣	鬱金
土白芍	砂仁	通草
連皮苓	杏仁	穀芽

金　幼十一歲

濕熱挾滯，身熱六日，有汗不解，胸悶氣逆，頭脹腹痛，腑濁曾通，小溲赤，舌苔黃膩，尖絳，脈兩關弦滑，寸口數，伏邪發于冬季，病勢頗重，須防内傳，增變不可泛視。

越鞠丸　蒺藜　查炭
前胡　枳殼　苡仁
藿梗　赤芍（桂枝三分拌炒）　澤瀉
蘇梗　茯苓　佩蘭
原支金石斛

又

伏邪病九日身熱有汗不解胸悶氣逆便溏
溲赤口渴舌苔黃膩邊尖絳脈弦滑數濕熱
蒸騰氣損防其變喘宜加慎

鮮金斛　蒿子　赤芍
淡豆豉　半夏　枳殼
前胡　苡仁　茯神
藿梗　杏仁　佩蘭

孫

痰濕互阻，氣易升，肝木侮胃，泛噁時作，舌苔垢，脈左關細弦、右濡滑，素淹纏，既宜調攝加慎。

川石斛　砂仁　扁豆衣
宋半夏　杏仁　鬱金
連皮苓　浮石　佛手
炙橘皮　竹茹　絲瓜絡

又

疫濕互阻肝木侮土舌苔厚垢脈濡滑數熱增喘宜加慎

香附　半夏　鬱金

山梔　竹茹　扁豆衣

川斛　米仁　絲瓜絡

皮苓　杏仁　青荷梗

陳皮

錢

痰濕互阻濁陰不降大便艱小溲濇時有寒熱舌苔焦黃而膩脈左細弦右濡數高年陰氣不足治恐增劇

小川連　猪茯苓　浮石
淡子芩　製半夏　杏仁
黑山梔　炙陳皮　澤瀉
炒赤芍　炒竹茹　竹葉
荷葉包天水散

王右 旺米山　亥月初四日

肝胃不和左脇下素有結癖遇則攻觸作脹之極則嘔清汗泄形寒身熱時作時止舌苔白脉沉細右伏勞乏陰虧之体適值土王大節宿恙動茲診其陡然厥變可未泛視

旋覆花　淡吳萸　雞金

煅代赭　高良姜　香櫞

杜蘇子　川桂枝　枳殼

瓦楞子（沉香水炒）　銀柴胡　赤芍

香附　烏龍丸

詠林兄

陰虧濕熱之体肝木失涵厥氣衝激臍旁兩筋作脹耳鳴口乾舌黃脉左細弦右滑數脘痞䐜脹牙齦痛胃納不馨便少不暢痰濕蒸熱非淺恙也

原金斛	青皮	杏仁
越鞠丸	上貝	柏仁
炒竹茹	赤苓	赤芍
炙陳皮	澤瀉	茯神

又

濕熱蘊蒸木鬱生火口燥牙齦脹便下不暢舌苔黄脉左四弦長右寸數臍旁筋脹淹纏久成重症

原金斛　知母　川貝
鮮首烏　白芍　竹茹
括蔞根　杏仁　甘菊
黑山梔　茯苓　澤瀉
黛蛤散

鄭宣翁

陰虧之體加以暑濕傷脾氣滯互阻腹鳴便溏舌苔花剝脈左關弦右濡滑表熱雖解尚未盡當宜加慎

焦白术皮　青皮　腹絨

連皮苓　陳皮　川斛

土炒白芍　土貝　辰係

生扁豆衣　澤瀉　荷葉

張
暑濕挾滯腹鳴便泄舌黄脉濡緩者高年
陰氣已損調攝更宜加慎
越鞠丸　陳皮　米仁
川石斛　腹皮　砂仁
連皮苓　土貝　佛手
小青皮　澤瀉　通草

王

濕熱挾痰沸身熱盛衰莫定咳嗆便溏舌苔
黄、脈重取弦滑寸口帶數內蘊熱而外畏寒、
面色浮腫病已半月不思飲穀何以支持深恐
陡起波瀾慎之又慎

桑葉　青蒿　皮苓
蒺藜　象貝　竹茹
秦艽　枳殼　瓜絡
藿梗　赤芍　穀芽

華

風温挾痰滯身熱朔日咳痰氣逆腹中沃塞
大便溏舌苔黄脉左細弦右濡滑帶數深恐增
重宜加慎

豆豉　象貝　六粬
前胡　蘇子　皮苓
牛蒡　枳殼　秦艽
蒺藜　末当　瓜络

徐右

溼熱痰氣鬱蒸，咳嗆氣逆，掉眩耳鳴，得食則脹悶，苔痰，舌苔黃根垢，脈弦滑數。病機已深，恐增喘逆，宜加慎。

桑葉　杏仁　半夏
菊炭　薏仁　橘皮
海石　皮苓　竹茹
蛤殼　赤芍　川斛
穀芽

陸左

温邪病後失調餘熱未清舌苔白根黄脈弦數不調右大四末皆腫熱反復宜慎之

川斛　樓根　茯苓

桑葉　元參　竹茹

甘菊　知母　牡蠣

山梔　赤芍　澤瀉

蘆根

李

痰濕鬱蒸風陽鼓動身熱夜甚汗泄不解頭痛耳鳴胸悶氣上逆咽節痰舌苔白膩溲黄脉左關弦而滑右濡數大便未行病已五日深熱延纏增重宜慎之

越鞠丸　米仁　桑枝
蘇梗　杏仁　萆薢
藿梗　砂仁　赤苓
半夏　枳殼　佩蘭

又

病交六日身熱有汗不解頭痛耳鳴胸悶氣逆舌苔白黑黄脈左細弦右濡數便〻不暢恐必增重再加慎

越鞠丸　米仁　前胡

淡豆豉　杏仁　蒺藜

法半夏　枳殼　赤苓

廣皮　赤芍　竹茹

又

温邪挾濕身熱有汗不衰胸悶氣逆頭痛耳鳴口乾舌苔白罩灰脈左弦右濡數腹膏響便未下小溲短赤病已八日然延防變

原金斛　蒺藜　鬱金
淡豆豉　半夏　炒姜皮
黑山梔　前胡　白芷
霜桑葉　杏仁　通草
陳皮

張

右

實水逾期肝胃不和泛噁掉眩耳鳴腹膨腰痠
股腫舌絳脉濡弦先理氣機再覘動靜

香附　砂仁　川斷
蘇子　杏仁　料衣
山梔　橘皮　川斛
皮苓　竹茹　辰伏

赤当

陸

木火衝激，陽明牙齦脹痛，掉眩耳鳴，舌黄，脉弦滑數。風濕熱為患，熱甚增劇，宜加慎。

桑葉　知母　山梔

蒺藜　丹皮　皮苓

甘菊　赤芍　橘白

蔞根　澤瀉

蘆根

蔣

素患乾嗆，近感暑風濕熱，頭面偏倖熱癤叢生，舌苔黃，脈細弦數，不耐挑，瘍科不諳針。

專科先生政之

銀花　蒺藜　土貝

連翹　甘菊　製蠶

桑葉　赤芍　陳皮

生草

吴右

風熱上乘，目眵多且昏，舌苔白，脈細弦數，適值經至，治宜兼顧。

桑葉　川斛　青皮
蒺藜　白薇　陳皮
甘菊　皮苓　澤瀉
赤芍　土貝
石决明

孫

濕熱蘊蒸肝木侮胃泛嘔掉眩腹膨且脹舌苔白膩脈濡細帶弦經居三月餘先理氣機再覘動靜

芎术　山梔　香附　砂仁

半夏　皮苓　竹茹　陳皮

杏仁　赤芍　川斛　稻葉

唐左

泄瀉後腹滿得減小溲少右苔黄脉左關細弦右濡滑帶數

濕熱久蘊肝木乘土雖有小效未足恃也

中滿分消丸　姜汁炒竹茹　車前子

茯苓皮　扁豆衣　杜蘇子

五茄皮　焦米仁　黑山梔

製半夏　炒澤瀉　川通艸

陳麥柴

又

单腹脹已五月臍平筋青按之堅便溏不暢溲濇
舌苔根膩脉左細弦右濡兹濕熱蘊蒸肝木乘土病
機已深尚難奏功

中滿分消丸朱　法半夏錢半　連皮苓三　五茄皮錢半

澤瀉錢半　薏仁三　陳香櫞一錢　春砂仁七分

鷄金炙二　杜蘇子錢半　瓦楞子沉香水煅四　絲瓜絡連子錢半

陳麥柴三

又

腹滿得減按之堅便溏溲少舌苔根黃脉兩關皆弦雖有小效未足恃也

中滿分消丸錢　瓦楞子（沉香水炒）錢　車前子三
炙雞金錢　連皮苓三　煅牡蠣錢
陳香櫞錢　五茄皮二　炒澤瀉錢
陽春砂仁七分　薏苡仁三　陳麥柴三
連子絲瓜絡錢

李少太太

諸恙向安脉弦滑妥即循成法為治

生西洋參錢　厚杜仲三錢　原金斛三錢

焦白朮皮錢　川續斷（鹽水炒）三錢　茯神四錢

淡子芩錢　大杏仁三錢　水炒竹茹錢

土炒白芍二錢　川貝三錢　炙橘皮錢半

首烏藤三錢

顧子山　午月十一日　方右

高年腸液不充，中虛而傳送稽遲，大便常艱疊，服攻滑致泄瀉不已，表熱雖和，脈象尚弦，左部尤甚，舌苔白兼膩，有糜點，胃氣索然，土氣下奪，濕熱乘勢下趨，驟增虛波，可慮也。

土炒於朮二　懷山藥三　白茯苓三

炒枳殼半　生苡仁三　炒澤瀉一

焦白芍三　土炒扁豆衣三　炙陳皮五分

煨木香五分　川石斛三

野薔薇花瓣二

又

十一日　竺師

讀方論美善兼備即循成法

炙甘草参　懷山藥三　生扁豆衣三
土炒白芍三　炒香棗仁三　連皮茯苓三
煨益智参　木香炭参　土貝母三
製於朮三　炙陳皮一
乾荷蒂三枚　陳倉米三

又　十二日方右

脈弦大下痢無度舌苔花剥右腮糜點小溲不行
脾奪胃敗恐增呃逆擬守成法

焦黨參三錢　川石斛三錢　炙陳皮七分
製於术三錢　煨木香四分　白茯苓三錢
土炒白芍三錢　香附炭三錢　扁豆衣三錢
炙甘草七分　煨益智仁五分
陳倉米三錢

又　十二日　竺師

峻藥下攻土奪大支泄瀉無度口糜已見脈弦大將動尺部不止瀉不能退糜呃忒隨之後劑不及按尤氏讀書記王肯堂治胃敗口糜用理中湯法土溫則火斂與實熱有別即循此意

老山人參一錢　生白芍三錢　土貝母一錢

淡乾姜五分　炙甘草七分　薺菜花一錢

北五味五分　蒼龍齒一錢　伏龍肝一兩

製於朮三錢　左牡蠣一兩

二味煎湯代水

又　十三月方右

瀉次略減口糜較化脈右部弦象較馴左仍弦勁不斂舌落黄質絳胃氣尚能納穀口乾喜飲土氣下奪浮火上越守崇土斂火法

炒黨參三錢　煨木香七分　炙陳皮七分
製於术三錢　懷山藥三錢　連皮苓三錢
土炒白芍三錢　川貝三錢　煅牡蠣四錢
炙甘草七分　扁豆衣三錢　炒澤瀉一錢
伏龍肝一兩煎湯代水

十四日方右

又

口糜退而又布舌質絳少液脈弦大左部尤甚仲景謂弦為無胃大則病進利次雖減仍非妥境也擬前法參以存陰

吉林人參一錢　真鳳斛錢　製於朮三錢　生白芍三錢

川貝三錢　雲茯苓三錢　炙甘草七分　清阿膠一錢半

炙陳皮七分　煅牡蠣四錢　福澤瀉錢半　野薔薇花三錢

又　十四日竺師

脈弦大中州土奪大交陰氣大耗泄瀉不止口糜復多降補土益陰治別無捷徑敬謝不敏矣

老山人參一　川貝三

製於朮三　茯神三

蛤粉炒阿膠三

二原生地錢

雞子黃一枚

炒白芍三　炙草七分

真風斛一錢

又

十五日方右

便泄大減口糜退而未淨舌苔花剥質絳脈
象較斂左部仍弦痰多累無咳嗽中氣稍能
自立一切柔滑清潤之品不可輕進擬宗前法

老山人參八分　真鳳斛三錢　左牡蠣六錢
製於术一錢　生白芍一錢　紫貝齒八錢
蛤粉炒阿膠二錢　川貝一錢　炒棗仁一錢
二原生地四錢　炙甘草七分　炙陳皮七分
長穀芽一錢

又　十五日竺二師

便泄減脈右部較馴左尚弦疾舌質絳苔花剥未淨欬痰氣大升呼冀中州自立真陰漸復即守成法

臺參条本　製於术三　川貝母三

北沙參三　土炒白芍三　雲茯神三

大生地本　炙甘草五分　川石斛三

煅牡蠣本　蛤粉炒阿膠三

又　　十六日方石

便泄止口糜未净舌剥绛欬嗆痰利咯嗆甚氣逆脈左部仍弦肺氣不降胃陰不升擬守扶中益陰參以理肺

台參鬚半　生白芍三　埜於朮二
北沙參三　川貝三　生薏苡三
釵石斛四　海浮石四　旋覆花包
中生地五　生蛤殼四　清阿膠三

又　十六日竺師

扶中益陰參以理肺蒙也不敏請事斯語

北沙參〡三　生白芍〡三　浮石四錢

金石斛四錢　炙甘草五分　雲苓〡三

大生地八錢　川貝〡三　橘白七分

清阿膠錢　懷山藥〡三

老枇杷葉兩片

又　十七日方右

脈弦象畧馴，舌光剥根布浮苔，欬嗆寐後為甚，痰吐不爽，溲赤，瀉後中虛，陰氣未復，守成法。

米炒西洋參一錢　川石斛三錢　生米仁三錢
北沙參二錢　川貝二錢　海浮石四錢
大生地四錢　冬瓜子三錢　清阿膠二錢
大白芍二錢　炙甘草五分　旋覆花包
老枇杷葉刷片

又

十七日 竺師

右脈漸平左關重取弦數濡浸中宮木火爍金咳痰陣作舌絳陰氣損即從仍法

北沙參三　金石斛三　大生地四
懷山藥三　川貝三　首烏藤三
雲茯苓三　炒白芍三　橘子絡一錢
炙甘草五分　穭豆衣三
蛤粉炒阿膠一錢

又　十八日方右　竺師

左脈尚帶弦撥肝木氣大未潛也欬嗽午夜陣作舌質較淡苔浮泛嘔不出厥陰之氣衝激陽明擬清上和中以濟其陰

野於术三　川石斛三　海浮石錢半
米炒西洋參錢　白茯苓三　蛤粉炒阿膠錢
北沙參三　炙陳皮七分　生米仁三
青鹽半夏錢　炒白芍三
炒香穀芽錢半

又

十九日方石　竺師

右脅苦浮脹之虛也欬嗆痰粘氣之逆也左脈弦勁不柔溲少夜寤晝寐陽浮於上陰虧於下當此大節恐起波瀾擬益陰潛陽為主

老山人參一錢　元參錢　蛤粉炒阿膠錢

麥冬肉一錢　白粳米一錢　生白芍一錢

宋半夏錢　炙甘草七分　元武版錢

老枇杷葉一錢

又　二十日竺師

右關脈較緩而中取仍弦按四末有腫象經所謂濕勝則腫者近是木火衝激腸明咳嗆陣作舌質絳神倦胃納尚能立定即循成法

老山人參一錢　大白芍三錢　浮石一錢
米炒洋參三錢　炙甘草四分　牡蠣一兩
麥冬肉三錢　宋半夏錢半　阿膠錢半
雲茯苓三錢　川石斛三錢　首烏藤三錢

又

二十一日方右　竺師

病象日退氣陰雖復氣傷於肺咳嗆陣作脈候而不调四末微腫舌绛苔浮大奪之後氣餒而少不齊也當此大節亟宜顧本

老山人參 一錢　綿黄芪 二錢　懷山藥 三錢
整於术 三錢　清阿膠 二錢　大白芍 三錢
雲茯苓 三錢　麥冬肉 三錢　煅牡蠣 四錢
炙甘草 七分　五味子 五分　川石斛 三錢

又　　二十二日方石　竺師

瀉泄傷中陽氣不能運於四末手足微腫漸及腰脊舌光絳根苔浮黄欬嗆晨起為甚脈右部較剛左寸關細弦肺脾交困喘滿之漸也守前法參以和陽

老山人參另	懷山藥〡三	炙甘草七分
野於术錢	川貝〡三	茯苓皮錢
綿黄耆〡三	麥冬〡三	冬瓜皮〡三
大白芍〡三	五味子五分	水姜皮三分

又　　廿三日方石　竺師

脉弦象漸馴左部細右尺沉手臂浮腫連及背部欬嗆晨起為甚舌質略淡苔稍去陰氣有漸復而中共失布運之權就目前論以立中為急務

黨　参一三　沙苑蒺藜三
於　术一4　厚杜仲三
水炙黄耆三　懷山藥三
大白芍三　炙甘草七分
五味子五分　茯苓皮一4
五加皮一夕　水姜皮三分
老山人参一4　另煎服

廿四日方石 竺師

又

舌質漸淡苔布薄白脈濡緩尺部沉四肢背部浮腫欬嗆痰不利吐中氣失旋轉之機濁陰有泛溢之勢擬金匱皮水例

木防己一錢　黨參二錢　懷山藥二錢
綿黃耆二錢　於朮二錢　川貝二錢
川桂枝五分　雲苓二錢　澤瀉一錢
大白芍（炒焦）二錢　炙草七分　姜皮七分

又

廿五日方石　竺師

脉象較有力左部弦細小溲頗暢惟腫勢如昨夜寤不成寐吞落白痰未止肺脾交困守中為主

潞黨參三錢　生蛤殼八錢　懷山藥三錢
埜於术三錢　川貝三錢　澤瀉一錢
綿黃耆三錢　雲茯神三錢　生苡仁三錢
大白芍三錢　炙甘草七分　首烏藤三錢

又　廿六日方右　竺師

腫勢脹象去昨大便欲解不少當臍漲痛小溲尚利舌落白中正不立易氣不能運散仍擬建中為主

潞黨參三　懷山藥三　生米仁三
野於朮三　白茯苓三　枳壳半
綿黃耆三　川貝三　炙陳皮七分
大白芍三　甜杏仁三　炙甘草四分

又

廿七日方石　竺師

中氣不能自立四末浮腫不減右部沉軟左部沉細脾

腎交困何恃不恐

潞黨參三　桂枝五分　連皮苓四

於术三　白芍三　懷山藥三

黃耆四　炙草七分　沙苑子三

宋半夏錢

水姜皮七分

又　　廿八日方右

小溲頻數而浮腫不減脈沉細失其常度矣中
州鼓運無權少陰啟闭不職舍補土扶中別無
他策

潞黨參三　杜仲三　山萸肉錢
於朮三　沙苑子三　生白芍三
綿黃芪四　懷山藥三　炙甘草七分
大黑棗兩枚
老山人參錢　另煎
六味地黃丸　煎濾清冲人參湯和服

又　廿九日　方石

右尺脉稍能振作，左部依然沉細，種勢亦甚于左，小溲赤，脾腎兩虧，仍擬雙補法，候

竺翁政之

照前方加牡蠣、米、澤瀉、方

又

荷月朔日 方石 竺師

大便暢順，腫勢不減，脈右尺較沉，左部弦細，脾腎交虧，仍守立中固下，以圖漸復。

潞黨參〤　扁豆衣三　沙苑蒺藜三
於朮〤　生米仁三　厚杜仲三
大有芪〤　懷山藥三　生白芍三
炙甘草五分　炒萸肉〥
黑大棗四枚

又

初二日方石 竺師

右寸口脈獨大兩尺俱沉舌光絳浮不減脾腎之氣不能振心肝之火獨亢發真為病難期速功

黨參仟　龍齒煅万
於朮仟　牡蠣煅万
黃耆仟　山藥三
沙苑三　白芍三

連心麥冬三
炒香棗仁三
清炙甘艸八分
夜交藤三

又　　初三日方右

腫勢有增無減肌膚鼾鼾作癢氣機呼多吸少而息有音脈左寸畧斂右部不勻右支脩氣陰交困熱增痰波擾肺肝腎同治

老山人參四　野於术五　海浮石四
北五味三分　大白芍三　生蛤殼半
大麥冬三　沙蒺藜三　川貝母三
炙甘草五分　懷山藥三　冬瓜皮五

又

初四日方石 竺師

脈象左部較緩右寸尚不自腫勢流走無定

舌支脩苔落中土不立肺腎交衰擬守成法

照前方去浮石 蛤殼

加黃耆三 大棗三枚

又　初五日　方石

中氣不立，腎氣不攝，肺被奔迫，致喘逆額汗，胸膈窒悶，脈寸關弦大，右部尤甚，兩尺沉細，元海空虛，氣隨痰喝，變端莫測也。

老山人參一錢　五味子五分　沙苑子三錢
酥炙蛤蚧尾一對　大麥冬三錢　川貝三錢
炒萸肉一錢　煅牡蠣五錢　生白芍三錢
炙甘草四分

又

初五日　智涵

高年大瀉之後所傷不多腎納肺降脾運均不能如舊四末浮腫腰背腹亦然氣分虛矣今晨發熱陣作診左脈不斂右較大近散咽間痰嘶病家幸症端汗一層先須慮及

老山人參一錢　牡蠣一兩　鹽杜仲三錢

製冬朮一錢　白芍三錢　九香蟲半

雲茯神四　川貝三錢　益智仁五分

生熟穀芽半　蛤蚧尾壹對　洗去細鱗

大紅棗三枚

又

初五日 竺師

左關脉弦長尺部沉而澀動右寸關仍見代象
腫勢左右相將中州先餒肺腎交衰陰陽離決
喘汗可危

六味地黃丸三錢
老山人參一錢　製於朮三　川貝三
連心麥冬三　生白芍三　煅牡蠣[illegible]
北五味子五分　炙甘草五分　蛤粉炒阿膠一錢

又　初六日方右

右寸關代象較平而弦大左部弦長尺沉氣逆欲喘腫勢不減喉音澀聲吐咳不爽舌落白質脾腎衰於下肺困於中肺逆於上之候也擬循成法

老山人參八分　厚杜仲三錢　麥冬三錢
野於术三錢　煅牡蠣四錢　川貝三錢
蛤粉炒阿膠八分　大白芍三錢　山藥三錢
沙蒺藜三錢　都氣丸四錢

文

初六日　竺師

左脈仍弦右尺沉寸閃不勻腫勢不減中下交虛而氣上逆喉有痰聲晨進補納此時循成法而累減輕以胃氣能運然波瀾總易起也

潞黨參一三　茯神三　海浮石四

製於朮三　川貝三　生牡蠣半

連心麥冬三　白芍三　川石斛三

北五味五分　炙草五分　夜交籐三

又

即循成法

都氣丸錢半　潞黨參三錢　製於朮三錢

初七日　竺師

麥冬三錢　生扁豆衣三錢

白芍三錢　川貝三錢

炙草五分　炙陳皮半

夜交藤三錢

又　　　初九日方　石竺師

脈右部漸振左寸關弦細兩尺俱沉腫勢畧減
痰氣亦平守成法以圖漸入佳境

潞黨參三　麥冬三　白芍三
製於术錢半　萸肉錢　炙草五分
大熟地兩　沙蒺藜三　川貝三
五味子五分　山藥三　川斛三

又　十一日方石　竺師

努力大便右寸𥂝又見代象左部裂緩腫勢下部爲甚脾腎之氣不充四末失所稟當此酷熱傷氣尚能妥境也

照前方去山藥　石斛　阿膠

加杜仲　川斷　木瓜

又　　　　十二日方石　竺師

右寸關如烏之喙尺部下垂氣機時逆石
光係元海空虛氣陰交竭腫勢雖得大減
不可恃也踵前法益以有情之類

河車大造丸一斤
大熟地兩
大生地兩
淡天冬三
大麥冬三

黨參四斤　於术四斤
沙參三　山藥三
五味二錢　川貝三
白芍三　炙草二錢
另備蛤蚧尾壹對　老山人參斤

又

十三日方右　竺師

右寸関較馴舌絳亦淡前方去咎仍用

複劑

又　十四日方右　竺師

原虛不勝酷暑之逼迫氣逆短氣脈左細弦右部濡弱舌落白擬清暑益氣加減

潞黨參一錢　埜於朮一錢　炙甘草五分
大熟地兩　生白芍三　川貝母三
大麥冬三　生穞豆衣三　海浮石四錢
北五味五分　懷山藥三
炒烊陳阿膠一錢

又　十五日　方石　竺師

内經分屬五藏之虚然要不離乎心肝二經蓋心藏神肝藏魂未有神魂静而夢寐顛倒者也脉右軟乎左尚帶弦宗前法益以安鎮

黨参四錢　極龍齒一兩　麥冬三錢
於术四錢　極牡蠣一兩　川貝三錢
熟地一兩　炒棗仁三錢　抱木茯神四錢
五味七分　大白芍三錢　炙甘草七分
首烏藤三錢

又　十六日竺師

中土奪則心火亢腎陰虧則浮陽動之寐有囈語間屢五孫之處腫勢兩手已痛右部脈漸平左關帶弦損[illegible]益之右之訓也夏月進補東垣論之詳矣即守成法

照前方去白芍

加天冬　石斛

文

十七日　竺師

腫消退脈亦轉馴高年病後氣陰難以速復也前方頗合無須易轍

照原方加　白芍

又　　十九日　竺師

心神恍惚多夢紛紜寒熱雖未作而陰陽有交戰象脈左寸數右部至數不勻緩中一止誠妙喻也虛者善變即躍前法冀得一當

照原方去天冬　石斛　龍齒

加元武版本

又　廿一日方右

右寸關至數較勻，左部亦無咎象，循成法以圖漸復

潞黨參錢半　元武版半兩　麥冬三
野於朮錢半　懷牛膝兩　川貝三
大熟地兩　炒棗仁三　抱木茯神錢半
北五味五分　大白芍三　炙甘草五分
陳阿膠錢　首烏藤三

又　　　　廿三日方石

凡氣之溫者能養味之甘者能補甘溫佐以微
酸不獨合酸甘化陰之旨且可以却煩暑脈
右部不疾不徐有漸復之象左寸四帶弦
守成法

照方連服

又　　廿五日方右

陽入於陰則寐陰出於陽則寤寤多寐少由衛虛之陽蹻脈空大病初退有形之陰不能交乎陽也擬從前法益以安神

清阿膠乃　　党參吽　　白芍三
雞子黃二枚　　於朮吽　　棗仁三
大熟地万　　龍齒伞　　五味乂分
大麥冬三　　牡蠣万　　炙草乂分

夜交藤三

又

廿六日　竺師

經云交陰陽者必和其中補中納下以安心神即守成法

又　　廿七日方石

右寸較大餘部俱本舌苔落右脇有腐點中下附能自立肺胃新感浮熱踵前方益以清上

潞黨參錢　　清阿膠二錢　　生白芍三錢
野於朮錢　　連心麥冬三錢　　生甘草五分
大熟地四錢　　川石斛三錢　　生牡蠣一兩
大生地一錢半　　川貝三錢　　黛蛤散四錢
野薔薇花瓣三錢

又　廿八日方右

右寸較平左部帶乾右肥碎腐化而不淨舌
落白胸膈氣失舒暢中氣餒也守補中益
陰

照原方去黛蛤散
加酸棗仁

又

廿九日方右

右脈滑調左關帶弦寸數心肝之火易動

中州雖能立定而陰虧陽亢亦所宜

照原方加天冬　元參

又　晦日方石

右脉長而後左脉帶弦右色較淡夜寐尚不能安中氣大傷之後營衛之行未復也循仍法

又

相月初二日方右

大便頗順脉象傻而匀左關影弦右尚條氣

陰有淅瀍之機再守前法

又

初五日 方右

大便之後脈象如昨入夜足背尚浮中氣雖

能自立而鼓運尚餒也循成法以冀渐復

又　　初六日竺師

右脉濡澀左關帶弦心肝之陽易動立中

師以和陰陽

又

初十日 竺師

病機色脈日漸向安仍守成法

又 十二日方右

脇氣日行中氣尚餒也多夢神不藏也脈數部俱平而守成法

又　十六日方石

脉象六部俱平惟舌色較平時畧絳胃納未復仍守甘平補養

又　廿五日方石

病後脾運未復泄瀉須實相雜腹微痛脉右數搏指左弦舌浮白中土久衰之体食物化運稽遲大節伊邇恐增變端擬守昨法

米炒黨參三　扁豆衣三　連皮苓三
土炒於术三　薏苡仁三　炒澤瀉錢半
麩炒枳殼錢半　宋半夏錢半　煨木香七分
土炒白芍三　炙陳皮七分　香附炭錢半
夜交藤三

又　廿五日竺師

右脉搏指較緩左仍弦泄瀉漫寶相雜今日三次舌紫淡面苔少夜寐不酣中土奪則心火亢擾立中以和陰陽

米炒黨參一三　雲茯神一三　炒棗仁一三
土炒於朮一三　宋半夏夕　懷山藥一三
土炒白芍一三　炙陳皮千　夜交藤一三
清炙甘草五分　生稨豆衣一三
青荷蒂兩枚

又　廿五日夜　竺師

受新凉因積滯不過借端而起泄利未止腹增寒熱脈左部弦長及尺右弱促數無序心下悗饒臍悸痛手指振動舌支絛神志恍惚中土奪則心不元陰陽交戰根本動搖波瀾洶莫測也擬標本並治

防風土炒　黃蓍皮一錢　龍齒半　於朮三　撤蘇梗一錢
炒香黨參三　牡蠣六錢　枳殼一錢　木香煨五分
土炒白芍三　炙草五分　半夏一錢　茯神三
青荷蒂

勘校

又　廿六日方右　竺師

寒熱退泄瀉稀纔臍尚[illegible]痛脉右部較緩左寸
弦長舌光絳中土虛則心陽亢波瀾未定也

炒香黨參三錢　宋半夏一錢　炒棗仁三錢
土炒於朮三錢　龍齒先　炙陳皮半
土炒白芍三錢　牡蠣先　夜交藤三錢
麩炒枳殼一錢　硃茯神一錢　炙甘草叄
灯心二十寸

又

廿七日竺師

病機色脉依然於昨循成法加減

照前法去龍齒 牡蠣 炙甘草

加山药 扁豆衣 神麯 生甘草

又　　廿八日　　竺師

左寸脉浮之堅按實若麻豆右部仍失冲和之象
舌苔仍絳瀉利雖少雖遍數不多而繞臍覺
痛究因積滯而起神疲氣逆寒熱時作中土奪
而心陽亢陰陽交戰之象已見波瀾洶莫測也

潞黨參三錢　枳殼一錢　棗仁三錢（小川連三分同炒）
埜於术三錢　烏藥八分　白芍三錢
懷山藥三錢　半夏一錢　炙草八分
辰茯神四錢　龍齒五錢　陳阿膠一錢（牡蠣粉炒）

又　壯月初二日　竺師

右寸獨堅腹雖云不痛泄瀉尚溏姤之痹易飢中土不立心陽尚亢憂未艾也

黨參錢　香附炭三　川斛三
於朮錢　酸棗仁三　茯神錢
川連四分　蒼龍齒錢　陳皮五分
白芍三　左牡蠣錢　炙草五分
浮小麥三　夜交藤三

又

初三日方石

腸中熱出黃水糜晨泄溏糞腹氣痛苦舌光絳左寸脈較駛勾搏指右三部俱平能食易飢心液不足中氣不立求助於易明也守成法

照昨方去　香附炭　小川連

加山藥　灯心辰拌

文　　　初四日方右

大便由溏轉實脉左寸搏堅而長舌質絳寐不酣心氣不攝上乘上位擬從前法益以柔養

照原方加大生地芊　清阿膠夕

又　初七日竺師

六部中惟左寸獨堅搏右关條弱不酣心用
太過心條不及也

潞黨參一錢　連心麥冬三錢　龍齒半

野於朮一錢　生白芍三錢　牡蠣一兩

大生地半　紫丹參三錢　炙草五分

懷山藥三錢　酸棗仁三錢　茯神一錢

蛤粉炒陳阿膠一錢

又　初九日方右

中州漸能立定心易不濟孫夜寤晝寐左寸脈堅仍守前法

以原方去丹参

加元参三　川石斛三

又　初十日方石

陽氣不交於陰則不能寐左寸脉尚未和心陰未復也再守前法

又　十一日方石

寐不能常酣心陰不足也多梦心神不舒也中土渐能自立脉象亦渐和静大节伊迩撙守補納

黨參〤　柏子仁三　元武版半
於术〤　炒棗仁三　左牡蠣万
熟地万　連心麦冬三　川貝三
阿膠三　元參心三　炙甘草五分
雲茯神〤

十四日　竺師

文

諸恙漸復脈象亦和惟右尚絃間有欬嗆
當步秋金燥氣肺液更耗擬踵前法益以滋肺

照前方去柏子仁

加北沙參三　肥玉竹三

又　十七日方石

少陰之樞機不固，偶有所觸，氣逆升越，現雖平而左脈堅搏，關部獨無，入夜小溲頻多，大節伊邇，變端莫測也。

大熟地五錢
潞黨參三錢
杜仲三錢
紫石英四錢
大麥冬三錢
沙苑三錢
野於朮三錢
五味子五分
川貝三錢
大白芍三錢
炙甘草八分
棗仁三錢
清阿膠三錢

又　十八日方石

胷中一陰一陽互相交紐陰離乎陽則為痰陽離乎陰則為喘升逆之象漸減左部較緩臨此大節須加意靜息

照前方紫石英不改方

又　十九日方石

陰本陽秘精神廼治陽强不能密陰氣乃絶陽强者肝腎之氣大强也陰絶者腎中之真陰虧也以不秘之陰臨易升之陽神志有時把握不住矣脈右部至數不匀左寸堅胸部瞀悶氣升則喉有痰聲上實下虚故有離決之象當此秋燥甚之兼理標

老山人參一錢　冬桑葉二錢　煅龍齒三錢　川貝二錢

紫丹參二錢　枇杷葉三片　辰拌麥冬二錢　阿膠一錢

陵元參二錢　雲茯苓二錢　栢子仁二錢　血珀屑五分

又　　二十日方右

寐得安脉象遂匀惟左寸不柔黎明氣
機不順大節伊迩守補為宜

潞黨參四錢　　麥冬三錢　　煅龍齒六錢
紫丹參三錢　　五味四分　　元武版兩
大生地兩　　元參二錢　　酸棗仁三錢
大熟地兩　　川貝三錢　　雲茯神四錢
炙甘草五分

又　　廿一日　方石

寐不安神志恍惚得食胸悶氣機不順呼多吸少脉右部不勻左弦細陰陽离決之兆也

老山人參 [illegible]　蒼龍齒 五　元參心 [illegible]
大麥冬 二　　炒決明 五　生白芍 三
五味子 四分　川貝 三　丹參 [illegible]
川石斛 三　　酸棗仁 三　夜藤 三

又

廿一日 竺師

紫鈇

照厚方加青鹽半夏 鬱金

鹽水炙陳皮 遠志炭

又 廿二日方石

脈來不柔氣機有時升逆喉有痰聲舌絳是肺腎交虛燥氣刑金也卹循成法

又　廿四日　竺師

脈左右不調氣逆則煩悗咳痰不爽夜寐不酣心火爍金腎水不濟補納不受何以支持而守成法

丹參三　青鹽半夏錢　炒竹茹錢
沙參三　炒香棗仁三　炙陳皮半
麥冬三　雲南茯神四　首烏藤三
清陳阿膠錢
磁硃丸半

又

廿五日 方右

右脉較匀左寸仍不柔晨起自汗腑氣久未通以右降心陽不潛也擬育陰安神

照原方

文

廿六日竺師

脉象如昨手臂時冷自汗大便通而不多舌質絳心液內傷衛陽亦失所護也

仍用前方

又　　廿九日　竺師

手指覺冷足附腫陽氣不達於四末脈左寸仍
堅關部弦適屆大節揔宜重奉亦攝調氣
營和陰陽

潞黨參　沙苑　杜仲
埜於朮　茯神　山藥
炒黑歸身　宋半夏　陳皮
大白芍　炙甘草　首烏藤

又　　三十日方石

元海根浮子丑陽氣初動氣隨奔逆喘促
自汗小溲頻多不禁至黎明方定脈象无咎
徵右老年陰陽離決之地成敗不敢逆料姑擬
立中揖卜

老山人參　紫石英　白芍
蛤蚧尾　野於朮　牡蠣
北五味　歸身　杜仲
河車大造丸

又

亥月朔日方石　竺師

脈象雖無咎徵而乏沖和之象夜寤晝寐足腫指節漸浮經所謂四維相代陽氣乃壞也右光降衝逆之氣奔而呼吸尚不流利臟真為病陰陽相搏窮必舉力不逮

潞黨參　紫石英　棗仁

野於朮　杜仲　白芍

大熟地　枸杞子　炙草

北五味　沙苑子　河車

彭芍亭　　　桃月初三日竺師

節屆仲春病交兩候陽明熱邪蘊結肝膽氣火升騰身熱時盛時衰神志忽蒙忽清脈弦數而轉沉澀隱伏而不出舌灰目赤喉硬耳聾大便旁流手指搐搦表亭欲夜有譫語津液暗傷有熱深厥深之象溫邪內陷正危極險之極時敢云便短雜施且慮鞭長莫及仔肩任重愿知擔荷千鈞雙手勉扶尚望機生一綫

羚羊角　象貝母　白蒺藜　廣鬱金　青蒿　赤芍

鱉甲心　牛蒡子　黃甘菊　雲砾石　丹皮　元參

霍山石斛　活水蘆根

王右

便溏雖止腹中痠脹舌苔泛黃脈濡弦实
水將至调摄加慎

香附　沙苑　半夏
山梔　川斛　陈皮
皮苓　砂仁　鬱金
赤芍　米仁　通草
荷葉

沈子翁

疫濕蘊蒸少陽陽明間瘧乘勞而發頭暈口渴舌黃脈兩關弦滑左寸甚熱增喘宜加慎

青蒿　半夏　赤芍
藿梗　陳皮　丹皮
蘇梗　杏仁　赤苓
蒺藜　米仁　澤瀉
稻葉

徐左　巧月十九日

伏邪病五日身熱胸煩大便帶紅溲赤舌黄口渴脉弦數恐增劇宜加慎

鮮金石斛半　白蒺藜三　焦山梔三

淡豆豉三　冬桑葉錢半　赤苓三

廣藿梗錢半　生米仁三　炒竹茹錢半

青蒿梗錢半　大杏仁三　炒枳殻錢半

佩蘭葉錢半

尉

遲

久瀉傷陰脾困肝升頭暈脉細弦數恐增
劇宜加慎

細川石斛三　連皮苓三　煅牡蠣本
白蒺藜三　懷山藥三　炒澤瀉錢
焦白术皮錢　料豆衣三　宋半夏錢
土炒白芍三　焦米仁三　炙陳皮一

又

久濕傷陰脾困肝升腹中沃塞泛噯撑脹
舌絳脉濡弦数飢餓恙也慎之

焦白术皮 钱 連皮苓 三 廣木香 五分
土炒白芍 三 料豆衣 三 川通草 八分
宋半夏 钱 懷山药 三 姜汁炒竹茹 钱
细川石斛 三 炙陳皮 七 鲜稻葉 三

康翁

濕熱蒸騰氣損脾困肝升擾胎時作夜發
熱右黄脉细弦数宜加慎

生西洋参钱　厚金斛三　茯神三
焦白术皮钱　白蒺藜三　宋半夏钱
怀山药三　青蒿子三　炒竹茹钱
土炒白芍三　甘菊炭钱　炙陈皮一
首乌藤三

大聲一　傷胎血來三　陽明熱盛肝經欬痙三　痧証四至七　欬嗆八　積痞夾食九

吐瀉十　臌脹喘肌　下痢赤積十一　風濕夾滯十二　半產十九　胡裡熱十三至十五　附痞脇痛不語脘悶

濕痰一木乘土十六　崩漏十七至卅　暑濕暑溫卅一至四十　肝脾痛滯營經四十一至四十四　疝氣四十五至四十六　廿八

濕症身熱五十　中脘痛五十一至五十三　肝升經閉五十四至五十八　胃痛腹滿脹五十七　癸水先期　不寐

陰虧脈弱五十九　肝鬱肝升及溫邪夾濕滯六十至六十二　癸水久居六十三　溫邪一夾肝木侮胃

厥氣衝少腹六十五　血崩及癸水未行六十六至六十七

費左

昔賢論伏梁症係大鬱今病久氣虛作腫時盛時衰腹膨腰脊痠欬痰氣逆掉眩泛噁舌苔根微灰脈細弦數陰不涵陽溼從熱化深恐生波慎之又慎

生西洋參一錢　海浮石四錢　大白芍一錢
連心麥冬一錢　左牡蠣半　水炒竹茹一錢
雲茯苓三錢　炒澤瀉一錢　炙橘皮本
金石斛三錢　川貝三錢　絲瓜絡一錢
陳麥柴三錢

尤右

懷麟七月肝氣大發胃脘當心而痛腰脊痠及尾閭
呻吟輾轉片刻難安右芤浮中剥脈弦數無序尺部
不旺營虧多病之體衝任失養胎元已動半産厥
變皆可危也

漂淡白朮皮錢　厚杜仲三錢　炙陳皮錢半
炒枯淡子芩錢半　川續斷三錢　抱木茯神錢
薑汁炒大生地四錢　桑寄生三錢　四製香附錢
大白芍三錢　川貝三錢　夜交藤三錢

十二月廿九日

妊娠六月勞動傷胎血未成塊頭痛惡寒渴不多飲有時胃泛吞自膩脈象右滑大左細弦數衝任有傷兼有痰濁恐難固結不墮急宜養陰調胃

煅牡蠣七錢　歸身錢　大腹皮錢
上炒白芍二錢　枳殼錢　砂仁殼錢
帶皮苓錢　竹茹錢　連翹錢
老蘇梗錢　苧根兩　藕湯代水

徐　六月二十二日　龔卿診

暑邪觸伏陽明，熱迫肝經，身熱往來十六日，哭笑淚，面色青晄，煩躁口渴，尿多舌紅，神迷，防其驚厥，小舟重載，欬一

高才改之
陳香薷 五分
小川連 四分
白蒺藜 三

原金斛 三
紫貝齒 鍛 一兩
硃連喬 多

扁豆衣 三
石決明 生
鉤勾 三

小兒回春丹 壹丸 去蠟殼化入藥粒

徐　李友　廿三日

暑邪夾痰內蘊陽明，身熱八日，大便先瀉後溏，氣急痰升，渴飲，舌苔光絳，劫澀，哭無稍聲，涕淚均無，乳質陰氣未充，邪熱由陽明內逼肝經，勢欲痙厥，質小病深，恐難勝任，治宜存陰洩化，以冀轉機歟。　高才政正

鮮（打）霍斛一兩　紫（生）貝齒三錢　瓜蔞皮錢　扁豆衣三錢
羚羊角（鎊先煎）錢　連（炒）翹錢　廣（切）鬱金錢　青蒿錢
石決明兩　青馬錢　左牡蠣兩　旋覆花（仍包）錢
海浮石錢　水炒竹茹錢　三

正月十八日

風溫時邪鬱伏肺胃發為表熱晚盛汗不暢欬不鬆鼻塞涕清痧點頭面先佈身肢却無白糙舌光紅脈浮滑便通不暢正在交關之際冒風痧隱須慎法當泄透然

淡豆豉三錢　象貝母三錢　炒菔子三錢
前胡錢　白杏仁三錢　白蒺藜三錢
紫菀茸一錢　牛蒡子三錢　炒青蒿錢
苦桔梗錢　淨蟬衣七分　黑山梔錢
西河柳三錢

元月十九日

表邪發揚疹點較顯欬嗽頗勤不甚鬆暢胸次反悶渴飲喜甚寐無長寤便秘溲赤舌體淡黃尖紅刺脈浮滑數肢支尚或惡寒溫邪鬱蒸肺胃表分未解病前奪精陰氣先傷透表須兼存陰庶不致化火增變歉　主翁　飛文

金石斛三　蟬衣八分　水炙紫菀八分　橘白錢
淡豆豉三　杏仁三　枇杷葉三　只殼錢
牛蒡子炒研三　象貝三　鮮竹茹錢　鬱金二
西河柳三　茅根肉四

元月二十日

痧點雖多胸悶不解汗多自未壯熱不退欬嗽不鬆咽喉痛口渴較減舌苔黄膩脈反不數但見滑濇蓋温邪由縮而復達故表雖還解尚宜透表

乾浮萍七分　蟬衣七分　白杏仁三錢

淡豆豉三錢　苦桔梗一錢　鮮竹茹錢

前胡錢　紫菀茸錢　炙橘白錢

牛蒡子錢　土貝三錢　炒菔子三錢

西河柳錢

元月廿一日紫恩　壽门

痧透迴解表熱雖緩汗亦自來口不渴咳嗽較鬆

咽關紅蒂吞下墜苔泛白膩邊紅刺脈左數右滑

俱爍不暢便未少溫邪鬱肺尚未外達毋當辛

涼解表

乾浮萍七分　苦桔梗錢　牛蒡子錢半

淡豆豉錢半　土貝母錢半　淨蟬衣七分

前胡錢　製蚕錢半　白杏仁錢半

水炙紫菀錢　生甘草五分　炒蘇子錢半

去　連鬚葱白頭兩枚

元月二十二日紫恩 壽門

頸並淨掌心均泛未得汗疹點漸回胸悶亦舒咽痛紅腫亦減惟昨晚動欬之後音閃不亮牙齦脹痛口微渴舌花白尖紅脈滑便未通溫邪留戀肺胃蒸傷肺陰治宜清泄

冬桑葉錢　苦桔梗半　炙橘白錢
淡豆豉錢　土貝母三錢　蟬衣七分
牛蒡子錢　白杏仁（去皮尖研）三錢　製蠶三錢
水炙紫菀五分　炒竹茹錢　二月薄荷七分

元月廿三日紫恩　壽门

熱和脈靜咽痛止音稍亮牙齦作痛舌花白文紅截波便未通欬嗽夜甚〻則胸痛痧大蘊熱肺胃法宜清泄化熱

冬桑葉錢　土貝錢三　炒竹茹錢　蔻殼三

炒丹皮錢　牛蒡子錢　炙橘白錢　山梔錢

連翹殼錢　白杏仁三　川石斛三　蘆根尺

枇杷葉三

元月十八日

哺母傷風之乳風邪挾痰鬱而不達身熱有汗不解欬稀痰多神迷胸悶便溏泄色青舌白口渴脈滑數有肺閉之急同室出痧防傳染斷難輕視

大豆卷三錢　象貝母錢半　炒赤芍錢半
焦防風一錢　炙陳皮七分　牛蒡子錢半
前胡一錢　赤茯苓三錢　白蒺藜三錢
水炙紫菀一錢　焦六曲三錢　川通草七分

正月十九日

閉象雖宣，熱未退，便尚溏泄，欬鬆痰未化，舌白，是仍風邪未分達也。

焦防風錢　象貝錢　焦六麯三錢
大豆卷錢　茯苓三錢　炒澤瀉錢
炒赤芍錢　炙陳皮七分　川通草七分
白蒺藜錢　大腹絨錢　鉤藤勾三錢
陳萊菔英錢

元月二十日

復閉神迷不泣、欬稀氣急甚不揚無汗便溏泄粘
膩此着停邪不外達所致防厥變

淡豆豉三錢　象貝母四錢　焦六曲三錢
焦防風錢半　牛蒡子三錢　大腹絨三錢
炙陳皮七分　白茯苓三錢　川通艸七分
炙紫菀錢半　炒赤芍三錢　鈎藤勾三錢
乾石菖蒲四分

陳

表邪解裏邪蒸欬嗆氣急痰不易咳便溏溲赤舌苔黃脈弦滑表邪增喘逆宜加慎

桑葉　蘇子　陳皮

蒺藜　杏仁　瓦楞

浮石　象貝　瓜絡

蛤殼　竹茹

枇杷葉

八

蔣幼

風溫挾滯交蒸表熱壯肌膚紅暈痧佈不多腹痛喉哽口渴舌苔根膩脈急數浮大變喘宜慎之

桑葉　象貝　神曲
蒺藜　杏仁　穀芽
前胡　枳殼　製蠶
牛蒡　赤芍　生草

小姐　　三月初十日

種花見點三朝頭面稍眉印堂攢簇四肢胸背齊而未足項
陷空泡居多舌支紅刺苔糙白身熱未退神情煩躁少
寐口渴大便溏帶青色脉細數質小元虛必得能納便实
八九漿足乃善備方請
種主師台均政

粉葛根七分　防風炭七分　廣皮炙七分　查炭一錢
炒荊芥仝　蟬衣五分　銀花七分　茯苓一錢
牛蒡子炒研　吉梗仝　連翹仝　生草四分
薑皮一三分　白笋皮一三分　九

又　三月十二日

痘點色嫩細小頂陷頗多四肢尚覺高聳大便微溏神情煩躁舌苔紅根白音帶悶質小元氣未充宜培元托毒以冀全功彀

主種

省師均改

小川連（水炒）二分　紫茸 七分　製（人乳拌）蠶 三
錦黃耆 錢　丹皮 錢　角針 二分
細生地 三　赤芍 錢　土（去心）貝 三
煨木香 四分　茯神 三
燕窩屑（絹包）三　糯米（絹包）三
建蓮肉 三

蒲月初九日

孫小姐

吐瀉由來五日至今未已四肢欠溫舌白脈濡滑況乎稟質小弱恐其延日轉慢擬溫中扶脾一法治

主翁法家裁正

白朮皮 本　廣藿香 本　煨葛根 四分　淡吳萸（川連一分煎汁炒）二分

煨肉果 五分　扁豆衣 为　茯苓 一三　赤芍（土炒）为

製半夏 为　炙陳皮（洗）本　大腹皮 为　焦穀芽（包）一三

十　鮮佩蘭（後下）本

又

菊月二十日

傷風而起欬嗆鼻塞已經数日昨增身热舌白氣粗宜加慎

前胡錢　象貝（去心）三錢　白杏仁（去衣）三錢

淡豆豉三錢　牛（炒）蒡錢　只（炒）殼錢

防風錢　陳皮錢　麥（炒）芽三錢

山茨菇（切片）四分

鄭 幼

腹膨堅脹鳴而便溏能食易飢恐成疳

積宜加慎

土炒白术　雞内金　焦麥芽

老蘇梗　大腹皮　山查炭

赤芍藥　新會皮　沉香曲

麩炒小青皮

朱右

下痢兩月所下赤積後重畧已瘥痕依然

脈來弦濡擬和營以消滯

煨葛根　麩枳殼　焦橘紅

全當歸　山查炭　茯苓

紫丹參　荆芥炭　茺蔚子

程

手仮雖清，口乾舌糙，喜于咂弄，脉弦滑數，
恐成疳症，未可泛視。

川連　銀花　象貝
青蒿　連喬　陳皮
丹皮　茯神　鈎勾
乾蟾　生草　川斛

十二

唇幼

手足常青透及氣悶風湿抽掣身热三日

大便溏泄煩躁之寐目竄唇红似有驚象

轉瞬之变不可不防特先達表疏通治之

豆豉　枳壳　木香

藿梗　六䌷　橘红

前胡　查炭　鈎勾

荆芥　麥芽　茨菇

貝齒

王右

半產九朝營虛不與衛和表熱退裏熱蒸頭脹且眩耳鳴口渴瘀露甫盡而白帶多舌有陷紋脈左細弦右寸數尺部帶弱素體陰虧宜善珍攝即循成法

原支金石斛　丹參　蒺藜

鹽水炒生地　白薇　菊炭

杜仲　赤芍　橘皮

川續斷　料衣　竹茹

辰神　首烏藤

十三

又

產虛未復營衛不和肝陽上升則頭脹耳鳴

舌苔糙有陷紋脉細弦數飲食起居尚宜加慎

仍宗前法進益

原支金石斛　杜仲　蒺藜

鹽水炒二原生地　川斷　菊炭

九製女珍子　山藥　川貝

炒黑穭豆衣　茯神　陳皮

首烏藤

又

産虚未復昨日又感新風至晚身有微熱頭脹且脘胸次稍悶舌薄白質絳脈浮濡細弦寸口較虚者易于襲邪調攝更宜加慎擬先治其標再商

進步

前胡　象貝　橘皮
荊芥　杏仁　竹茹
蘇梗　枳殼　茯神
蒺藜　赤芍　交藤
白蔻仁

又

外感雖微，產虛未復，營陰不足，肝陽易升，頭眩耳鳴，舌薄白，質絳，脈細弦數，標病既除，仍宜固攝

金斛　杜仲　牡蠣

生地　川斷　澤瀉

女珍　川貝　秫米

白芍　茯神　陳皮

首烏藤

又

培三陰固八脉謹呈

鈎藤　杜仲　川斷　生地　白芍

元武版　陳阿膠　左牡蠣　懷山藥

茯神　川貝　元參　橘白

首烏藤

手加

另用
金斛洋參
代茶飲

季左

瘧後腹滿脇下如有結塊故觸作痛大便艱小溲赤且患臀癧腫斷濕熱之侵舌苔花剝質絳脈細弦最重症也宜加慎

川斛　青皮　澤瀉

丹皮　陳皮　皮苓

苡仁　土貝　赤芍

砂仁　山梔　青蒿

瓦楞子

吴友翁

濕熱蘊蒸脾神不運肝木乘之胃脘痛腹膨便泄帶
紅舌苔薄白脈左關細弦右濡滑帶數納少寐之陰氣
亦損調攝加慎

焦白朮皮錢半　小青皮八分　川石斛三錢
土炒白芍三錢　炙陳皮一錢　薏苡仁（半生半炒）三錢
炒淡芩錢半　土貝（去心杵）三錢　煅牡蠣四錢
連皮苓三錢　炒澤瀉錢半　鮮稻葉（洗）三錢

十六

陸右

產後甫及一月

產虛未復肝木乘土腹有結塊腰脊痠帶下多舌苔薄脉細弦數近增寒熱理之非易

廣藿梗 リ　小青皮（炒）八分　廣木香 五分
四製香附 す　炙陳皮 乙　薏苡仁（炒）三乙
連皮苓 三乙　土貝（去心杵）三乙　春砂仁 五分
川續斷（鹽水炒）三乙　土炒赤芍 す　防風炭 乙
佩蘭葉（後下）す

趙右 白馬涧 二月廿六日壽診

産後十二朝，瘀露过多，營衛兩虧，轟熱汗洩，入夜更甚，心宕耳鳴，徹夜不寐，腰脊及少腹皆痠楚，舌薄白，質絳，脉象濡細，尺部軟，惟虚者善變，際茲陡然增劇，宜加意珍攝。

元米炒西洋參錢　杜仲錢　煅龍骨四
姜汁炒二原生地四　川斷三　煅牡蠣五
紫丹參錢　炒於朮錢　炒棗仁三
大白芍三　沙苑三　辰茯神四
炙橘白四

十七

廿七日壽診

又

昨藥後神志得清，寐不能酣，至黎明神志復蒙，妄言妄見，又作五中煩擾，四末振動，撑聆耳鳴，心悸汗大淺，齘齒，舌苔薄白，質絳，脉左弦細，右濡細，尺部不應，産後氣血兩虧，肝木易升，痙厥恐在目前，勉擬定風珠意，以冀挽回於萬一。

一 臺參鬚七分（另煎冲，調入橘紅汁一匙）　土炒大白芍錢半　製於术二錢　棗仁三錢

西洋參三錢　蒼龍齒五錢　懷山藥三錢　炙草四分

大熟地八錢　生牡蠣五錢　辰茯神錢半　交藤四錢

蛤粉炒清阿膠二錢　鷄子黃一枚

陸少太太　鳳凰街

產後十八朝，營虛感風，痰濕鬱蒸，身熱退而復來，咳嗆氣逆，頭脹岑岑，細節痠，舌白，面浮晄，汗易泄，脉左細弦，右濡滑，寸口数，恐增劇，宜加慎慎。

杜蘇子錢　前胡錢　浮石四
法半夏錢　白薇錢　蛤殼半
茯苓四　陳皮半　米仁三
炒赤芍錢　蒺藜三　杏仁三
絲瓜絡錢

十八

又

遵　示轉方尚祈

酌奪

杜蘇子錢　海浮石四錢　生米仁三

牛蒡子錢　生蛤殼本　大杏仁三

炒赤芍錢　白蒺藜三　焦竹茹錢

（辰砂拌）雲茯苓三　冬桑葉錢　象貝三

絲瓜絡錢

此方輕劑達表對不可少鄙見以山梔易連皮苓未識以何

丹參與蘇子有參蘇意

張少奶奶　桃月二十二日

産七朝營虛邪戀頭痛形剌肝木犯胃泛噁氣逆耳鳴腰痠四末浮腫腹中泛塞大便不行溲露不多杳不思納舌苔白根垢中罩微灰渴喜冷飲脈細弦數今增身熱病機疊出深慮變端備方候

轂卿仁兄教正

炒香杜蘇子錢　冬桑葉（水炙）錢　枳殼錢　川斛三

紫丹參錢　白蒺藜（炒去刺）三　赤芍錢　白薇錢

宋半夏錢　大杏仁（去尖）三　山梔錢　鬱金半

姜汁炒竹茹錢　十九　瓜蔞皮三

轉進存陰
自是不易
之法

又　　二十三日

產八朝痱露暢少後營虛肝升頭痛耳鳴泛噁嘔酸
氣上逆腰痠四末浮腫胃納索然煩躁之寐舌苔微
黃根垢脈弦滑帶數大便不少陰氣已損變端可
慮之奎俑方候
卿仁兄　政定
穀

厚枝金石斛四　川貝三　大白芍三
生西洋參錢　水炒竹茹錢　雲茯苓四
淡元參三　炙陳皮半　鹽水炒川續斷三
細生地四　甘菊炭錢　夜交藤四

緣去血已多
亟用交加以
顧陰氣佐
以龍牡鎮肝
逆溫胆清
痰甚可謂
的當之方

又　　二十四日

產交九朝乘露過多營虛肝木上升頭痛及目
耳鳴泛噁氣逆胸膈不舒腰痠納少微夜乏寐右
苔微黃根膩脈弦滑帶數少營陰大損姑擬滋陰鎮
肝為治

生西洋參錢　桑枝金石斛卅　青鹽半夏錢
薑汁炒許炒大生地万　元參三　水炒竹二青錢
蒼龍齒半　天白芍三　炙鬱金半
煅牡蠣万　硃茯神卅　鹽水炒川斷三
絲瓜絡錢　夜交藤卅
廾

疊進交加
足見有守

又　二十五日

頭痛泛噁時盛時衰肝木未平納少夜寐不酣胸肋
及腰皆痠疲影尚多舌苔前半化脈弦滑帶數
產後旬日營陰損而肝木升仍擬育陰平肝為治

老山參鬚八分（另煎沖入橘皮汁一匙）　蒼龍齒四錢　宋製半夏錢
姜汁少許炒大生地兩　煅牡蠣兩　姜汁炒竹二青錢
蛤粉炒陳阿膠錢　炒香棗仁三　鹽水炒杜仲三
大白芍三　硃茯神四　鹽水炒川斷三
黑穭豆衣三　夜交藤四

此方係藥味太多可以刪去鹽半夏炒白芍二味并去於朮或加連心麥冬可乎

又

廿六日

產後瘀露暢少後營虛肝升頭痛且脹連及耳目嘔噁頻作有痰舌苔化脈左弦右滑形營陰損而肝木升仍從本治

老山人參鬚本（另煎沖入橘皮汁一匙）　姜竹茹錢　炒香棗仁三
桂於朮錢　鹽半夏錢　茯神本
大生地五　蒼龍齒本　鹽水炒杜仲三
蛤粉炒阿膠三　煅牡蠣五　鹽水炒川斷三
鹽水炒潼蒺藜三　大白芍三　炒白薇錢

出

又

高紫拾 孫子蓮執筆 廿八日〃

產後十三朝瘀露過多以致肝失所養厥氣上升則頭痛連及耳目衝脈隸陽明衝氣上逆則嘔噁為噦升劑則厥今晨已厥兩次經水又見鮮紅舌苔畢灰脈左弦右軟滑噯甚營陰損而肝木升逆厥可危之至

大熟地（炒黑絹包）半　旋覆花（絹包）钱　料豆衣（炒）〡三
炒黑歸身钱　紫石英（沉香末炒）半　硃茯神钱半
炒白芍〡三　石决明（打）两　炒白薇钱
紫丹參（炒黑）钱　潼蒺藜（鹽水炒）〡三　川貝母〡三
姜汁炒竹茹钱　炙陳皮半

此方係同議不敢置議

又　　廿八日

病家囑子蓮另立方

大熟地刃　蒼龍齒米　潼蒺藜三

紫石英（二味同打）米　煅牡蠣刃　甘菊炭分

蛤粉炒阿膠三　大白芍三　川貝三

酥炙元武版刃　硃茯神㕥　姜竹茹分

製首烏米　料豆衣三

少二

又

廿九日　鮑師診

産虚痙厥血脱傷氣氣促神糊舌絳仲脈寸弱伏尺動必轉丸厥脱即在目前勉擬方以盡人事

生西洋參三　蒼龍齒半　陳阿膠三杵

連心麥冬三　煅牡蠣刃　川貝三

北五味分　大白芍三　甘菊炭三

大熟地刃　硃茯神卅　夜交藤卅

又　　晦日　鮑師方

厥象雖定營陰大損去血過多腰脊痠汗洩神疲
頭暈耳鳴心宕脈數不調不耐按虛者善變再
厥可危勉擬方

台參鬚三　　厚杜仲三　　陳阿膠三
生西洋參三　　川續斷三　　蒼龍齒本
連心麥冬三　　茯神四　　煅牡蠣方
大熟地方　　大白芍三　　夜交藤四
浮小麥四

少二

又

四月朔日鮑師方

産後去血過多八脈空虛神蒙氣促風動痙厥右乾脈寸閃若伏尺動如轉丸厥脫即在目前勉擬方以盡人謀

老山參鬚三　大白芍三　朱茯神四

生西洋參三　蒼龍齒五　厚杜仲三

連心麥冬三　煅牡蠣五　川續斷三

大熟地五半　陳阿膠三　川貝三

夜交藤四

又

初二日蓮診

神志清脈象起舌亦能伸惟經水又見鮮紅胸部作痕虛者善變便短溲澀恐難勝任勉擬定風珠意以冀挽回於萬一

老山參鬚一錢　大白芍四錢　元武版一兩

連心麥冬三錢　生龍骨一兩　炙黑甘草五分

北五味子五分　生牡蠣一兩　川貝三錢

大熟地一兩　硃茯神四錢　陳橘白五分

陳阿膠三錢　雞子黃一枚去淨勿令碎後下

又

初三日蓮診

疊進固攝之劑厥勢得定昨夢泄胸悶稍鬆癸水未泄舌苔灰脉軟滑無力右滑數尺部得其平當此暴虛陽居肝火易動而中心煩熱大便未少産後八脉空虛波瀾易起小效未可恃也仍守前法加減

生西洋參一三　生龍骨斗　元武版刃
連心麥冬三　生牡蠣刃　陳阿膠一三
大生地刃　生白芍叶　炙甘草四分
大熟地斗　硃茯神叶　雞子黃一枚

又

初四日

病機色脈頗有轉機之勢產後八脈空虛大節在邇尚恐反復

生西洋參丿三　蒼龍齒半　川貝丿三

連心麥冬丿三　生牡蠣刃　甘草炭夕

製首烏串　生白芍卅　穞豆衣丿三

大生地刃　辰茯神卅　川續斷丿三

陳阿膠丿三

旦西

又　　初五日

産後八脈空虚〻火上升肝陽不潛掉肚煩熱自汗淋
漓舌灰化脈軟滑帶數小溲熱而大便不少四末艱畱
大節伊邇尚恐生波慎之又慎

生西洋參〡三　製首烏夲　衣茯神〤
元　參〡三　生白芍〤　川　貝〡三
連心麥冬〡三　蒼龍齒夲　甘菊炭〥
大生地〥　生　牡蠣〥　川續斷〡三
清阿膠〡三

又　　初六日

昨晚嘔吐後衝氣復逆肝易易升頭脹時作太息不舒
舌苔化脈弦細軟滑四末艰運大便未行波瀾再起可
慮之至

生西洋參三錢　製首烏錢半　大白芍三錢
元參三錢　蒼龍齒錢半　懷山藥三錢
連心麥冬三錢　生牡蠣兩　川貝三錢
大生地兩　紫石英錢半　浚橘白七分
雲茯神錢半　陳阿膠三錢

芡人

又　初七日

昨藥後嘔吐暫止，衝氣得平，肝陽易升，五中煩擾，四末艱運，舌苔化淨，脈左關極軟，大便欲解未以産後血脫傷氣，脾困肝升，擬陰陽並攝，相濟為治

生西洋參ノ三　野於朮め　土炒白芍〤

連心麥冬〻三　懷山藥〻三　川貝母〻三

製首烏半　蒼龍齒〤半　炒香棗仁〻三

大生地万　煅牡蠣万　辰砂拌茯神〤

淩橘白參　炒祥陳阿膠ノ三

又

初八日

產後血脫傷氣五中煩擾四末艱運舌苔化右關脈軟大便欲解未行脾土轉輸無權擬養陰立中相濟為治

台參鬚七分　大麥冬三錢　蒼龍齒半
炙棉耆五　製首烏半　左牡蠣五
土於朮五　懷山藥三　川貝三
大白芍四　大生地五　酸棗仁三
炒烊清阿膠三　雲茯神三

芝

又　　初九日

煩甚較減寐後口乾欲嘔畏有欬嗆舌苔浮罩微灰而質绛脉軟滑矢氣雖有大便欲觧未能脾土轉輸無權仍守前法為治

臺參鬚七分　大麥冬三　炒棗仁三
棉黄耆多　海蛤粉拌大生地四　雲茯神四
野於朮多　大白芍半　川貝三
懷山藥三　製首烏半　鮮竹茹三
蛤粉炒阿膠三　鹽水炒牡蠣四

又 十一日

明交立夏大節今晨嘔吐復作肝陽上升頭痛木火易動舌苔浮中剥脈左弦右軟滑大便未行病機反復深可慮也

臺參鬚七分　大麥冬三錢　棗仁三錢
大熟地四錢　大白芍一錢半　茯神三錢
綿黃芪三錢　蒼龍齒四錢　山藥三錢
野於术三錢　左牡蠣四錢　川貝三錢
蛤粉拌炒阿膠三錢　鮮竹茹三錢
天

又　十三日

大便雖通而不暢肝氣与衝氣易升頭痛時作五中煩擾夜寐不酣舌苔較化中心剥脈軟滑數當此暴熱楼居尚恐生波仍擬氣血並補兼拊奇經為治

台參鬚七分（另煎沖入橘皮汁一匙）　連心麦冬三　大白芍三
大熟地六　懷山藥三　川貝三
炙棉芪五　蒼龍齒四　硃茯神四
製於术五　煅牡蠣六　首烏藤四
蛤粉炒阿膠二　甘菊炭五

又

清和月望日

病機色脈雖能立定肝易不濟木火易升仍守毓陰濟陽法為治

老山人參七分（另煎冲入橘皮汁一匙）　蒼龍齒仐　製首烏仐

生西洋參乡　煅牡蠣刃　川貝三

連心麥冬三　大白芍三　炒棗仁三

大生地刃　懷山藥三　茯神四

蛤粉炒陳阿膠三　鮮竹茹三

[illegible]

又　十八日

昨今腑濁暢通頗屬好象惟肝陽不潛木火易升頭痛時作夜寐不酣舌苔化而中剥脉左細弦右軟滑症虛不復調攝加慎

臺參鬚七分（另煎冲入橘皮汁一匙）　連心麥冬三錢　酸棗仁三錢（川連一分煎水炒）

製於朮二錢　大白芍三錢　硃茯神四錢

製首烏錢半　蒼龍齒錢半　懷山藥三錢

大生地四錢　煅牡蠣四錢　川貝三錢

蛤粉炒阿膠三錢　穭豆衣三錢

又　廿三日

産虚未復，肝昜不潛，頭痛時作，牙齦痕，腰脊痠，舌苔化薄，脈細弦數，陰不涵陽，調攝加慎。

生西洋參一錢　海浮石四錢　川貝三錢
淡元參三錢　極牡蠣五錢　淡橘白一錢
大生地五錢　懷山藥三錢　料豆衣三錢
製首烏錢半　大白芍二錢　杭甘菊二錢
蛤粉炒阿膠三錢　鹽水炒川續斷三錢
辰砂拌茯神四錢

姚招小姐　且月廿四日

伏暑鬱蒸身熱三日有汗不解經至即停營陰先餒易明熱甚鼻衄大至舌絳且乾脈左部模糊右寸促數無序胸悶氣逆便秘溲赤少腹作痠氣壅于上深恐陡起波瀾可慮之至姑從清化泄降治之然否

鮮〻金石斛 卆　海浮石 卆　炒丹皮 丑

元參 三　生蛤殼 刃　炒赤芍 丑

冬桑葉 三　大杏仁 三　川續斷 三

老枇杷葉 兩片　黑山梔 丑　炒白薇 丑

連子絲瓜絡 三　活水蘆根 刃

又

廿四日

鮮竹茹錢 佛手片本 青荷梗尺許 藕節兩枚

以上四味煎湯代茶飲

鮮生地兩 打汁先服

寫方後再請 賈筠生先生到與之同議照原方

去川續斷三 炒白薇錢

加犀角汁五分 天花粉末 細生地兩

芝

又

廿五日　芍生　子蓮

鼻衄止身熱淺寐不安神氣促舌苔黄丈絳脈右寸牟闊部滑數便秘溲少營熱之體暑邪逼爍深恐變幻

鮮々金石斛分　　元參三
鮮生地四　　赤芍錢
冬桑葉乙　　浮石末
粉丹皮錢　　生蛤殼四
大杏仁三　　黑山梔錢
川貝三　　鮮竹茹乙
活水蘆根四

又

廿六日 芍生 子蓮

鼻衄雖止身熱夜盛胸悶氣急寐不安便秘溲少舌苔根膩支絳脈滑數經至即秘營虛蘊熱當此酷暑逼迫波瀾莫測

鮮金石斛 七錢　赤芍 錢　天花粉 三
冬桑葉 三　丹皮 錢　硃連翹 錢
老枇杷葉 兩片　元參 三　黑山梔 錢
九孔石決明 一兩　知母 錢　白蒺藜 三
活水蘆根 一兩

又

廿七日　蓮診

脉左關重取細弦寸口滑右弦滑帶數身熱盛衰有汗不解便秘溲少舌苔根膩尖絳口渴胸悶氣急咳嗆不爽暑痞不多經少即至營虛不勝酷暑暑邪未徹最恐生波即循成法

老枇杷葉刷片　鮮〻金石斛半　赤芍錢半

冬桑葉三　元參三　丹皮錢半

白蒺藜三　海浮石四　山梔錢半

白杏仁三　生蛤殼兩　連翹辰拌錢半

蘆根兩　荷梗尺許

又

廿八日 芍生 子蓮

暑温病交七日表熱外達有往來象汗不至足熱熾
煩悶無汗耳鳴口渴舌中心膩邊尖紫絳脈左
細弦右濡數不暢正在出入緊關不達即陷

鮮金石斛半 元參心三 青蒿子一
淡豆豉三 連翹心一 杭甘菊一
細生地四（二味同打） 竹葉心三 炒枳殼一
黑山梔一 天花粉三 大杏仁三
九孔石決明兩 活水蘆根兩

[illegible]三

又

廿九日 芍生 子蓮

暑温病八日鼻衄大至之後表邪不克透達熱壯无汗入夜煩悶更甚喘唱坐而欲起耳鳴渴飲便秘溲短舌苔中心微灰邊尖絳脈右關弦濇左寸關弦滑數重取不應指陽明暑熱一無出路心肝之陽激動不已本虛標實危險之至

羚羊角錢 元參三 連翹心錢 肥知母三
川黃連四分 鮮桑葉三 黑山梔錢 天花粉三
細生地兩 白蒺藜三 川貝三 鮮竹茹三
鮮〻金石斛一本 蘆根兩

又　廿九日鮑師方

暑温病八日大失血後邪不外達由陽明直偪厥陰身熱煩躁坐而欲起頭暈耳鳴渴飲嗽痰不爽便秘溲短舌苔灰邊尖絳脉弦數無序邪熱蒸而陰氣損陡然厥閉可危之至

羚羊角三　元參三　捲心竹葉三
石决明兩　細生地兩　鮮〻專葉三
鮮金石斛兩　知母三　鹽水炒川連五分
括蔞根四　硃連翹三　黑山梔三
鮮蘆根兩　玉泉散[illegible]冲

又　廿九日　方右診

表邪未達營分先傷病前經至病中鼻衄汗出不及足煩躁胸悶時有囈語舌白根厚大便不行嘔噁陽明邪滯化熱内偪厥少驟然厥脫之変

川黃連七分　冬桑葉三　江枳殼錢半

淡豆豉三　湖丹皮錢半　鮮竹茹錢半

黑山梔錢半　白杏仁三　硃連翹錢半

肥知母三　辰茯皮三　玉泉散三

另包羚羊角三

煅石決明兩

又　相月朔日　方石診

順躁定有寐而不酣當午胸悶又發脇氣不少洩短脈弦數汗出累透陽明邪滯尚蒸擬從前法損益

鮮金石斛兩　冬桑葉三錢　江枳殼錢半
淡豆豉三錢　白杏仁三錢　炒竹茹錢半
黑山梔錢半　括蔞皮三錢　肥知母錢半
川連炭錢半　杭甘菊錢半　青麟丸三錢

又　初二日　方石診

昨晚熱勢又壯煩悶之狀無汗大便從未通少頭耳鳴響舌苔落中根黄厚脉右數大左弦細陽明經腑同病有逼入厥少之象

涼膈散半　江枳殼錢　煅石决明万

大竹葉廿　青蒿子三　杭甘菊一錢

生石膏半　湖丹皮錢　硃茯神卌一錢二

肥知母三　白杏仁三　鮮瞿斛一兩

又　初三日　方石診

頃脉較定寐中尚有囈語舌苔大化而脉象弦數
不滯矢氣轉便不行午前股足覺冷血室空虛
邪熱有陷入厥少之象勉擬方

羚羊角一錢　鮮霍斛三錢　白薇二錢
川黃連七分　淡元參二錢　青蒿一錢
金銀花三錢　肥知母二錢　丹皮一錢
淨連翹一錢　白杏仁二錢　茯神一錢
捲心竹葉二錢

二十八

又

初三日 蓮診

捧讀尊方欽佩之至刻診脈左寸関弦數不調右関模糊舌苔化而膩倦欲痰不爽胸悶耳鳴渾渾惸惸大失血後營陰先傷邪熱乘虛直偪厥少洵碻論也勉擬接進育陰清熱佐以滋肝滌痰之品然否

羚羊角錢半　細生地四錢　川貝三錢　黑山梔錢半

生西洋參錢半　鮮霍斛四錢　知母二錢　硃連翹錢半

元參心三錢　鮮竹茹三錢　天花粉四錢　湖丹皮錢半

紫貝齒八錢

又　　初四日巳刻　蓮診

舌苔化脈較緩裏熱蒸陰氣損姑擬再進滋
脈意先存其陰

生西洋參三　連心麥冬三　川貝三
元參三　大白芍三　鮮竹茹三
細生地五　鮮霍斛半
蛤粉炒陳阿膠

初四日 方右

又

徹夜安寐神識遂定表熱淡而胸脘微痞惟欬不爽舌薄黃少液神倦脈數而細氣營交病正陰傷矣撤泄熱存陰勿致反復為幸

生西洋參一錢　水炙桑葉三錢　肥知母錢半

川黃連五分　老枇杷葉三片　川貝三錢

清阿膠一錢　白杏仁三錢　括蔞根三錢

生白芍三錢　淡元參三錢　鮮竹茹錢半

鮮霍斛四

又

初五日 蓮診

表熱淡而裏熱蒸，昨晚脈濁暢通，脈轉細弦數而軟，舌苔化薄，根黄，神倦呵欠，胸次微悶，欬痰不爽，口膩而覺血腥，鼻衄淡，營陰大損，餘邪未徹，尚恐反復，諸宜分外加慎

生西洋參錢　冬桑葉三　鮮竹茹三

淡元參三　杭甘菊錢　川貝三

細生地四　大白芍三　肥知母錢

真鳳斛四　左牡蠣八　括蔞根三

蛤粉炒阿膠錢

卅八

又　初六日蓮診

脇氣暢通，淡表熱雖退，而餘熱猶存，胸悶較鬆，耳鳴欬痰不爽，舌苔薄而質絳，根黄，脈左關弦，右細數，氣營交虧，陰氣被傷，擬守增液意加減。

生西洋參一錢　冬桑葉一錢　川貝二錢

淡元參二錢　甘菊炭一錢　知母一錢

細生地半　黑山梔一錢　牡蠣七錢

原枝金石斛半　鮮竹茹一錢　白芍二錢

蛤粉炒阿膠一錢　鮮稻葉一二

又

初七月　蓮診

腑氣續通而復咳嗽不爽舌苔化而質絳脉左寸關細弦數右奧耳鳴不已心肝之陽不潛暑溫病後營陰受損守成法以冀漸入佳境

原枝金石斛半　元參三　冬桑葉錢

九孔石決明兩　川貝三　枇杷葉兩片

生西洋參錢　竹茹水炒錢　黑山梔錢

細生地半　白芍三　夜交藤三

蛤粉炒阿膠錢

廿九

又

初八日蓮診

暑温病後營陰受損咳嗽不爽小溲不多舌苔根黄質絳脉细弦故再以存陰泄熱之中寓柔肝清肅肺胃之意

生西洋参钱　老枇杷葉刷　大白芍三
淡元参三　水炙桑葉钱　料豆衣三
细生地四钱　川貝三　黑山栀钱
原枝金石斛四钱　鲜竹茹水炒钱　夜交藤三
丝爪络钱　煅石决明两

又　初九日蓮診

諸恙雖減惟夜半後不得寐此係病後陰氣被傷陰虛不受陽納也咳嗆氣痰口膩舌苔化則剥而質絳脈細弦數再守成法損益

生西洋參錢　川貝三　海浮石吘
洋元參三　巴旦杏仁三　煅牡蠣六錢
建心麥冬錢　水炙桑葉錢　大白芍三
細生地吘　甘菊炭錢　料豆衣三
原枝金石斛吘　連子丝尺絲錢

早

又　十一日　蓮診

病後陰氣未復，夜寐不酣，咳嗆無痰，口膩，舌苔化而剥絳，脈左寸關弦數，右部緩，心肝之陽不潛，脾胃納雖屬較醒，味厚則泛，治法不離乎存陰泄熱，施之以濁藥清煎，冀得一當。

連心麥冬　朱　細生地　尔　元參　三

右三味先煎濃汁，取渣滓入後藥同煎，徐徐而服。

原枝金石斛　四　白芍　三　生草二分同炙　川貝　三　桑葉　乡　黛蛤散　尔

生西洋參　千　浮石　四　山梔　乡　藕炭　乡　鮮蘆根　本

捲心竹葉　三

又

十四日蓮診

攝述大便又通小溲亦利惟夜寐不酣胃納不受濃濁擬清化法

北沙參錢
連心麥冬錢
淡元參三錢
川石斛四錢

海浮石四錢
生蛤殼七錢
川貝三錢
橘白七分

冬桑葉錢
杭甘菊四錢
穭豆衣三錢
絲瓜絡錢

水炒竹茹錢

四十二

又　　十五日 蓮診

日晡形寒灼熱似有瘧象由陰氣損而餘熱戀擦

守存陰清熱即所以養正陰徹餘邪之意

生西洋參一錢　川貝三錢　冬桑葉一錢

元參三錢　鮮竹茹三錢　白蒺藜三錢

細生地四錢　橘白分　括蔞根三錢

原枝金石斛三錢　青蒿子三錢　煅牡蠣四錢

活水蘆根一兩　鮮稻葉三錢

李太太　七月十四日

肝脾病涉奇經痰飲結癖已久腹脹嘔噁掉眩時作舌苔黃噯哽口苦脉兩關弦滑寸口數先肅上焦運中州再覘動靜

原支金石斛三錢　小青皮七分　黑山梔錢半
雲茯苓三錢　炙陳皮一錢　春砂仁七分
土炒白芍錢半　川貝三錢　海浮石四錢
水炒竹茹錢半　叭哒杏仁三錢　烏龍丸四錢

明十二

相月廿一日

又

肝脾病涉奇經痰飲結癖已久泛嘔脹瘕掉眩神煩舌黄口苦脉左涵弦右軟滑寸尺部細濇恙勤費調攝加慎

焦白术皮一乙　姜汁炒竹茹一　瓦楞子（鹽水煅）一

土炒白芍一乙　川貝一乙　春砂仁七分

原支金石斛一乙　炙陳皮一　烏龍丸一

雲茯神一　甜杏仁一乙　鮮稻葉一乙

又　　　　且月二十日

木鬱土困病涉奇經經至色淡腹滿且痛䐃節痠

占黃質悴咳痰氣逆脉左弦右無滑病機深矣理

之疏易

紫丹參錢　炒白芍二　懷牛膝炭錢　竹茹水炒錢

厚杜仲二　川白薇錢　車前子（川斷包）二　宋半夏錢

川續斷（鹽水同炒）二　連皮苓二　細川石斛二　炙橘皮本

沉香水拌瓦楞子生

四十二

又

六月二十三日

肝升脾困病及奇經經血色淡腹痛且滿悶節痠掉眩耳鳴舌苔黃質絳咳痰氣逆大便屢溏脉左弦右寸數病機盡出宜加慎

紫丹參　大白芍　炙陳皮

炒白薇　川續斷（鹽水炒）　細川石斛

烏龍丸　川貝（去心）　瓦楞子（火煅）

連皮苓　炒竹茹　絲瓜絡（炙）

又

六月廿七日

木鬱土困溼熱蘊蒸經云包液腹滿骸腫舌黃絳喉哽頭暈脉寸數關弦滑營陰不足當此暑熱逼人姑擬清化泄降再商進步

原支金石斛（杵）三錢　赤芍錢　橘子絡木
冬桑葉錢　連皮苓三錢　料豆衣三錢
炒白蒺錢　川貝（去心）三錢　川通艸（切）七分
水炒竹茹錢　絲瓜絡（炙）錢　真鬱金七分
青荷梗（去刺）尺許

又

六月三十日

昨受驚恐肝木乘隙侮土腹痛泄瀉頭暈耳鳴心下悗氣上逆喉哽舌苔少脉弦滑数營陰久損當此暑濕蒸熱病機疊出可慮之至

細川石斛三　茯神三　土炒白芍錢　扁豆衣三
大腹絨（洗）錢　鹽水炙橘皮半　川貝（去心）三　連子絲瓜絡錢
四製香附錢　陽春砂仁五分　川通草七分　焦六粬三

青荷葉一角

又

閏月初三日

受驚後肝木侮土腹痛泄瀉掉眩耳鳴心悸寢氣上塞及喉舌質絳脉左弦右濡並嘈雜暈恐生波

原文金石斛（杵） 三錢
炒香棗仁 三錢
大白芍 三錢
茯神 三錢

扁豆衣（炒） 三錢
川貝（去心） 三錢
連子絲瓜絡 寸
橘子絡 木

水炒竹茹 寸
海浮石（漂） 味
真鬱金（切片） 木
川通草 七分

佛手片 木
青荷葉 一角

[illegible]

又

閏六月初七日

肝氣挾痰氣上升五中煩擾遍體不舒舌中剥脉左細弦右滑數營陰素虧病機叠出洵可慮也

生西洋參（去皮切片）錢　原支金石斛（杵）三錢　白芍三錢
旋覆花（絹包）錢　青鹽半夏錢　薏仁三錢
代赭石（煅）三錢　炒竹茹錢　交藤三錢
雲茯神三錢　炙橘皮千　通艸叁

又

閏月十二日

諸恙遞減脉弦滑若營陰素虧肝氣挾痰濕
恐反復宜加慎

生西洋參（去皮切片）錢　川貝（去心）三錢　細生地四錢
紫丹參錢　川續斷（鹽水炒）三錢　首烏藤三錢
原支金石斛（杵）三錢　炒赤芍錢　水炒竹茹錢
硃茯神三錢　炒白薇錢　炙陳皮錢

又　閏六月十七日

肝升脾困疲氣易升　脉弦滑若宜加慎

生曬參錢　元參三　原支金石斛三　細生地叶

朱茯神叶　炒香棗仁三　叭噠杏仁三　炒白芍三

鹽水炒杜仲三　竹茹（炒）錢　浮石叶　川貝三

首烏藤三

文

閏月廿三日

經水頗多，腰痠頭暈，舌中剥，脉左弦右數，營虚蘊熱，宜加慎。

厚杜仲三钱　白芍钱半　生曬參钱半

川續斷三钱　白蒺藜钱半　細生地四钱

潼蒺藜（鹽水炒）三钱　棗仁（炒焦）三钱　川貝三钱

甘菊炭（去蒂）钱半　茯神（辰砂拌）四钱　炒竹茹钱半

首烏藤三钱

四十文

又　七月廿九日

木失條達氣火挾痰上升發時耳鳴頭暈胸膈痞塞胃氣竝索脈細弦舌糙白經水過期擬丹溪法

淡吴萸三分　焦白芍錢　半夏製錢
黑山梔錢　炒蘇子一乙　鬱金切片〤分
原枝金石斛錢　白杏仁一乙　青皮醋炒〤分
煅石決明錢　旋覆花錢　竹茹水炒錢

劉少太太　相月十四日

木鬱土困痰氣鬱蒸脘腹至足皆痛泛噁掉肚大便未少舌苔根膩脈細沉弦厥變可慮言之再氣

製半夏錢半　杜蘇子錢半
姜汁炒竹茹錢半　（沉香水炒）瓦楞子四錢
炙橘皮一錢　大杏仁三錢
硃茯苓三錢　薏苡仁三錢
陳香櫞一錢
真鬱金一錢
絲瓜絡錢半
烏龍丸四錢

同十八

又　十六日

轉方

去欝金　陳皮　竹茹姜汁炒

加二原生地　川斷肉　水炒竹茹

陳　右

木鬱土困濕盛為風陽鼓動擾發盛汗易泄似瘧非瘧舌苔淺黃牙齦脹悶前瘀帶下多脉兩關弦寸口數陰不涵陽宜加慎

生西洋參（去皮切片）錢　冬桑葉（水炙）錢　黑山梔錢　竹茹（水炒）錢

元參錢　白蒺藜（口去刺）三　硃茯神四　川貝（去心）三

青蒿梗錢　甘菊炭（去蒂）錢　川石斛三　白薇（炒）錢

首烏藤三　另上九

徐右

溫邪傷陰咳嗆痰氣升舌質絳脈弦數素有血症更恐生波

北沙參　川貝　甘菊炭

元參　水炒竹茹　海浮石

川石斛　大白芍　生蛤殼

硃茯神　冬桑葉　絲瓜絡

藕節

蔣　右

濕熱蘊蒸，風易鼓動，伏邪竊發，身熱五日，入暮更甚，胸悶氣逆，嘔吐痰沫，關節痠，舌苔糙黄，邊尖絳，脈左關弦滑，右濡熱，防其延候轉重，宜慎之

豆豉　蘇子　苡仁
山梔　前胡　茯苓
青蒿　蒺藜　陳皮
藿梗　杏仁　竹茹
川石斛　佩蘭葉

施右

肝木侮胃脘痛䐜脹泛噁氣逆脇下如有結塊

舌黄質絳脈濡弦兹於涼疏之中兼以增劇

香附　烏樗　半夏

良姜　青皮　竹茹

砂仁　陳皮　白芍

香櫞　土貝　茯苓

又

肝升脾困侮胃脘痛棄後滑減脇下如有结
塊吞黄脈左弦右濡木土不調宜加慎

香附　青皮　蒺藜
砂仁　土貝　料衣
瓦楞　竹茹　米仁
白芍　皮苓　川斛
烏龍丸

劉右

產後失調肝脾不和大便溏泄乍寒乍熱勢有

類瘧之象舌黃質絳脉左細弦右濡滑陰氣素

虧宜加慎

青蒿　枳殼　半夏

藿梗　赤芍　苡仁

丹皮　青皮　砂仁

皮苓　陳皮　扁衣

稻葉　川斛

吴右　且月廿五日

煩勞動肝，肝木上升，氣機拂逆，汗泄神倦，夜不安寐，舌糙膩有裂紋，脉左弦滑，右部不調，嘔吐痰涎，雖挾濁穢，而氣急欲喘，深恐變幻。

旋覆花錢　鹽半夏錢　真鬱金半

代赭石三　姜竹茹錢　炙橘皮半

原金斛三　炒蘇子錢　黑山梔皮半

硃茯神四　炒白芍錢　炒澤瀉錢

鹽水煅瓦楞子半　生一

又

且月廿六日

肝氣挾痰上升氣逆泛噁脘痞食不下神煩寐之舌苔糙膩有裂紋脉左弦右軟滑大便秘澁濇營陰素虧波瀾未定變端莫測

左金丸七分　宋半夏一錢　四製香附一錢

炒白芍一錢　茯苓神各一錢　炒香杜蘇子一錢

旋覆花一錢　瓜蔞皮三錢　水炒竹茹一錢

代赭石三錢　大杏仁三錢　炙橘皮半

細川石斛三錢

又

泛嘔雖止痰氣未平暑痞羅列作癢舌苔化口渴脈弦滑數腑氣通而不暢小溲少仍循成法　且月廿七日

佃川石斛三　瓜蔞皮三　水炒竹茹錢
水炙桑葉錢　大杏仁三　茯神四
海浮石四　宋半夏錢　炒白芍錢
生蛤殼兩　炙陳皮半　甘菊炭錢
青荷梗尺許

崇幼　　且月十六日

痧子後餘毒未清入夜煩躁毒甚口渴舌黃

脈數大便不實熱增喘宜加慎

川石斛三　銀花三　焦白朮皮錢

連皮苓三　連翹錢　扁豆衣三

土赤芍錢　丹皮三　炒竹茹錢

炒枳殼錢　知母三　生苡仁錢

青荷葉壹角

汪大小姐

溼熱挾痰滯蘊蒸，木鬱上困，肝易上升，則掉眩耳鳴，肝木侮土則腹脹泛噁，五更泄瀉，三鼓夢魘，咳痰氣逆，口苦帶膩，舌黃，脈形兩弦滑，寸口者弱，癸水愆期未至，病機叠出，理之紀易

川斛　苡仁　查炭

茯苓　砂仁　赤芍

桑葉　菊炭　竹茹

蒺藜　橘皮　穀芽

[illegible]

又

脾困肝升病及奇經癸水愆期未至腹脹泛嘔欬嗽氣逆大便溏泄舌質絳脈弱關弦滑左寸弱陰氣不足調攝加慎

原支金石斛　丹參　陳皮
扁豆衣　白薇　棗仁
土炒歸身　桑葉　茯神
炒竹茹　蒻炭　交藤
穀芽

又

肝脾病涉奇經癸水不行便溏止咳痰泛噁呃迭時作舌苔薄白質絳脈左細弦右濡數其增劇宜加慎

原金斛　丹參　竹茹

宋半夏　白薇　橘白

北秫米　穞子　棗仁

硃茯神　瓦楞　交藤

左金丸

陳艾岐

又

呃逆泛噁均止，欬嗆稍減，痰不易咳，舌苔漸化，脉左細弦右濡沃，寸口弱，肝脾病涉奇经，癸水仍未通行，尚恐增端，宜加慎。

原金斛　蘄艾炭　香附
丹參　炮姜炭　半夏
白薇　炒赤芍　秫米
茺蔚　硃茯神　交藤
陳皮

又

経秘月餘疊進溫通通適已至舌質絳脈左細弦右滑數仍擬溫通為治

香附　川斷　硃神
艾炭　杜仲　車前
棕炭　赤芍　金斛
丹參　茺蔚

引人

又

諸恙向安癸水已淨華池少液擬從

本治

原金斛　杜仲　川貝

生洋參　川斷　橘白

原生地　白芍　料衣

硃茯神　懷藥　首烏藤

浦

肝木侮胃之脘作痛甚則嘔吐得食則脹大便易溏舌苔白膩脉左細弦右濡無湿重之候恐增劇宜加慎

越鞠丸 半夏 砂仁
高良姜 陳皮 米仁
連皮苓 青皮 杏仁
焦白芍 木香 澤瀉
焦竹茹

杜 幼

風温挾痰沸身熱四日入夜更盛欬嗆口乾乏寐煩躁便溏溲赤舌苔白脈弦數乳質嫩未充足防其延候增重宜加慎

豆豉　象貝　查炭

前胡　杏仁　麥芽

牛蒡　硃苓　茨菇

佩蘭

沈

肝陽上升則掉眩耳鳴肝木侮土則䐜脹泛噁動擾心營涉及奇經癸水先期腰痠帶下舌苔糙中有剝紋脈左細弦右滑按陰氣不足調攝加慎

烏龍丸　　蘇子　　撫芎
川斛　　香附　　砂仁
白薇　　瓦楞　　橘白
白芍　　山梔　　竹茹
原金斛　　首烏藤　　[illegible]

麗翁

陰虧失血之体肺陰不足咳痰氣逆耳鳴泛噁濕熱蘊蒸擾動相火勞則精滑腰脊痠楚舌苔根黄脈右軟滑熱入損途宜慎之

金斛　川貝　米仁
元參　川斛　橘皮
沙參　知母　竹茹
雲苓　牡蠣　澤瀉
首烏藤

朱

陰虧勞乏之体鼻流清涕有衄象舌苔化脈细弦数恐增端宜加慎

桑葉 杏仁 蔦子 半夏

硃苓 料衣 陳皮 苡仁

元參 竹茹 辰伏 荷葉

金斛

兆

楊小姐

肝木失涵，濕熱蘊蒸，掉眩耳鳴，神倦氣逆，舌苔白，脉細弦，恙恐增喘，宜慎之。

越鞠丸　製女珍　苡仁

上白芍　料豆衣　杏仁

連皮苓　川斛肉　竹茹

宋半夏　炙陈皮　通草

李右

脾困肝升掉眩耳鳴泛噁䐜脹腹中素有結塊攻觸作痛近則膨脹且堅氣機不宣納少寐乏舌苔黃脈左關弦右濡數病機叠出理之非易

香附　砂仁　雞金
山梔　杏仁　香櫞
橘皮　蘇子　皮苓
半夏　瓦楞　竹茹
麥柴

六十

孫右

木鬱土困，掉眩耳鳴，䐜脹泛噁，腹滿且堅，腰脊痠，胃納不馨，舌苔浮垢，脈濡弦數，病已年餘，理之非易

烏龍丸　青皮　蒺藜

川續斷　陳皮　桑枝

連皮苓　土貝　赤芍

黑山梔　澤瀉　穀芽

張少梅

肝昜上升則掉眩耳鳴肝木侮土則䐜脹泛噁腹中素有結癖故觸作痛小溲塞窒舌苔薄白裂紋頗多脈左細弦右濡滑數尺部細失血之候肝腎虛虧兹增喘逆宜加慎

細川石斛　瓦楞子　滑石

連皮苓　薏苡仁　料衣

宋半夏　大杏仁　橘皮

杜蘇子　大白芍　澤瀉

水炒竹茹

一月十一

馬　右

溫邪挾濕滯病旬日寒熱交戰汗泄頗多煩躁乏寐氣上逆咳痰不爽渴喜熱飲舌苔焦黄脈沉細重取則數便少不暢小溲頻數病勢犯痙昏陷厥變皆可慮也

金斛　砂仁　浮石
青蒿　米仁　鬱金
藿梗　白芍（桂枝三分拌炒）　竹茹
蘇子　茯神　通草

清氣化痰丸

又

據述服藥後頗覺適意大便未少咳痰不爽

特方

金斛　浮石　姜皮

蘇子　米仁　赤苓

半夏　杏仁　鬱金

陳皮　砂仁　通草

竹茹

第十二

姜

右

肝升脾困病及奇經癸水不調刻近期而腹中
沃塞舌苔黃脈左弦右濡者胃納不多調摂

加慎

杜仲　赤芍　料衣

川斷　丹皮　茯苓

丹參　生地　澤瀉

白薇　鬱金　辰係

又

癸水久居八脉不和帶下多大便易溏心如懸

舌苔黄脉左細弦右濡當調攝加慎

焦白术皮　丹參　杏仁

連皮苓　白薇　棗仁

土炒當歸　杜仲　陳皮

細生地　川斷　竹茹

橘金

六、十二

又

血崩後營陰久損癸水不調逾期而至似有若無
舌黄脈弦滑帶衝任失養调攝加慎

杜仲　歸身　杏仁
川斷　皮苓　棗仁
赤芍　竹茹　鬱金
生地　陳皮　穀芽

嚴左

湿熱蒸陰氣損脘腹不舒便溏不多汗易泄舌黃脉細弦恐淹纏匏宜

焦白朮皮錢半　煅牡蠣朱　水炒竹茹錢半

土炒白芍錢半　炒澤瀉錢半　扁豆衣三錢

連皮茯苓三錢　宋半夏錢半　盐炙菟絲錢半

細川石斛三錢　炙陳皮一錢　鮮稻葉三錢

[illegible]

陳右　黃鶴坊橋弄

肝木侮胃泛噁氣逆五中煩擾舌黃脉左弦右濡滑帶數恐增端宜加慎

焦白朮皮錢　川貝母三　料豆衣三

土炒白芍錢　炙陳皮二　四製香附錢

連皮苓三　川石斛三　佛手片二

水炒竹茹錢　春砂仁五分　杜蘇子錢

陳左　黃棣　相月十六日

營虧失血之後厥氣冲激少腹痛甚舌黃脈細弦去病已數月滌然變仍未許奏功

烏龍丸四錢　青皮〤分　製香附錢半
川斷肉三錢　陳皮一錢　黑山梔錢半
二原地四錢　土貝三錢　土炒白芍三錢
連皮苓三錢　川斛三錢　炒竹茹錢半

丝瓜絡錢半

五十五

鄭少太太　　　寎月十四日

陰虧濕熱之体衝任失養上年血崩後实水六月未行木鬱剋土因掉眩耳鳴胃呆氣逆腹膨腰痠帶下多吞黄質倏脉濡弦數病機已深理之非易

丹參　香附　茯苓
白薇　山梔　橘皮
川斷　砂仁　竹茹
秦当　米仁　澤瀉
原金斛

六十六

又　十八日

衝任失養癸水不調肝升脾困掉眩耳鳴心悸腹膨腰痠舌苔黄質絳脈濡弦數適值土王大節調捫更宜加慎

烏龍丸　丹参　欝金
土白芍　白蒺　通草
細生地　川斛　竹茹
川石斛　元参　砂仁

又　廿三日

癸水雖見未得續下腹膨腰痠帶下多泛噯吐沫舌苔糙脈左弱重取則弦右濡數即循成法

丹參　杜仲　砂仁
歸身　川斷　陳皮
赤芍　茯苓　竹茹
白薇　鬱金　川斛
茺蔚子

方来

又

肝脾病涉奇經經至色淡不得暢通腹中沃塞向素有血崩未敢驟行舌苔糙質絳脈濡弦數仍從調經為治

杜仲　川斷
歸身　赤芍
生地炭　陳艾炭
製香附　料豆衣
丹參　白薇
丹皮　鬱金

易氏醫案一卷

〔明〕易大艮撰

清抄本

易氏醫案一卷

本書爲中醫醫案著作。易大艮，字思蘭，明末臨川（今江西撫州）人，是盱江醫學的主要醫家之一。本書共收録醫案十八則，被收入由清代學者王琦（字載韓，號琢崖，晚號胥山老人）編輯的《醫林指月》（刊於一七六九年）中，遂得傳世。書中作者認爲『治病貴先識病性』，故每證必據脉求因，審因辨證，推究傳變，定方用藥。治法以開鬱爲先，補益隨後。案末附有自製經驗方十一首。内容精要可取，字體抄録精美，故此書足資玩鑒。

戊申桃浪訂

澹菴

勿臨診醫案

此案是撫州易大艮思蘭氏所志

瑞州一婦產後半月餘胃中不清少作逆而吐以為胃寒令煮薑後用薑桂初覺稍寬至三五日逆又愈多以薑桂煎湯時時飲之逆一日口痰漸凉四肢發厥晝夜不寐腹中冷痛難堪且時戰慄用四物湯人參錢至二錢初服少安久則不應又加炮薑附不效衆議用附子理中湯主人自度然[illegible]權

請予之診六脈俱無以食指復按尺部中指
無名指按之後脈來實數有力左右皆同發
言壯厲一二年可說三五句語類未大便五六日
一次小便赤少兼實熱證也詢之云倍屢後食
胡椒炒雞為補兼脾日食三次半月後遂作
喉予用三黃湯治之連進四盞六脈俱現量
椒湯不欲食矣又進四盞力不戰慄請行減半
服四日口中熱減半外痛口舌俱發黃小粟

吉壽六二

燥大便八日不通以四苓合涼膈散塗心一服正午不動又以甘草煎湯調元明粉五錢煎服一時許復作微嘔吐出酸水一二碗大便連去二次又服元明粉五錢所下皆黑彈糞十數枚後以四苓散三貼山梔枳殼調理一月全愈主人曰荊人之病醫皆以爲虛而用薑附者竊疑之欲以爲虛而六脈俱無欲以爲實而薑附不應先生一診而遂用大黃三貼湯

更加元明粉宣瀉之剂以通之不以產為繫謝公何見也予曰脉診明顯可詳察耳脉法云極大極微最宜斟酌凡診脉遇大（至極）無力者須防渙之浮散于外若極微之脉久之尋而得之手指稍之加力按之至骨愈堅牢者不可認作虛寒之脉左右三部初按愈無再以食指按至尺部中指無名指按之尺後脉來實數有力所謂伏匿脉是也夫

乃陽墜于下元之極矣又大便祕結小便赤少昏迷頰赤聲壯言高自脈與澄視之亦為實熱耶然若果症與脈皆浮大無力何以實數至力澄診聲息微弱何以言貌強壯謂之症而因舊疾未甯也主人曰既為熱澄然而口聲含吐清行四肢厥而戰慄者數至又曰似乎寒何也曰此正熱極似乎寒則害承乃制也猶之天地之氣陽遏于下地泉

反熱滾浮于上，寒感凛冽，故令之口舌冷，四肢厥而吐清水。至于易過滾浮之義也，至于戰慄，則熱入血室，熱極則生風。然熱在肝腎，不在心經，故言語出入誠而不安也。至較癇之由，本于食椒雖過多，蓋產後之證肝腎虛寒。胡椒之性味辛熱，能散寒逐敗，雖屬巽而入肝，性溫能活滯血而養新血，雖可常食，椒性大熱之毒，不可過多，多則惡毒積于腸胃之中而諸怪證作矣至手足薑株而反現寒證在此書云服黃連多而反熱服薑附多而反寒之謂也予因三黃芩黃連味苦入心苦能下泄如天氣下降引地氣上升腸氣升則寒邪退黃芩利大腸之熱毒黃柏去腎所以制火毒甘草精解諸藥之毒元明粉軟堅四者合滌腸散清利大小便之藥一服故口舌去瘡之毒自

口而出雖不補產後之虛而邪說甚則正氣
自昌而虛弱甚元資矣苟不補之中而
已大補甚旺也
一男子病寒熱衆以瘧治半月不愈又以爲
勞瘵虛瘵用鱉甲散補中益氣等湯俱
不效就予診脈左右三部俱浮大無力形
瘦色黑飲食不美次日復診與前脈同予
曰此陰虛發熱病也早進六味丸晚服補陰

丸七日後飲食漸美症減半又服一劑未一月而全愈

病者曰予因病久服藥因致遂究心于醫痿疾一門尤為加意諸書未見以六味丸補陰丸治痿者公獨用之乃致何也予曰治病貴先識病情病之出也有之似是而非者譬之傷寒之與類傷寒中風之與類中風痿之與類痿是也子痿似痿非痿乃陰虛發熱之證

也蓋瘧之狀皆是來時四肢厥逆者
是退時得汗始解今雖已是往來或一日
一次二次但皆是乃不厥者如火者退方涼又
無汗面之形瘦色黑性情不睡口渴便
燥飲食不美是可以為瘧乎且瘧脈當弦
病來時脈弦乃大病退時脈靜而弦小今則
浮大無力非弦也早晚相同非先大而後小
也誠陰血不足虛火已歛而火發於外則

為患火甚於中則為之形瘦者火之消爍也色惡者火極似水也怔忡不睡者心血虧損也飲食不美口渴便燥者火熾于上下也合脉與證觀之之為陰虛火盛明矣故予用地黄丸以去醫所瀉心火補陰丸以養血滋陰之一元則火邪自降定患退而諸痛悉痊矣此予用二丸之意也

一婦人患崩晝夜十數次每次去血升餘用以

血药血愈甚卧床月余羸瘦食少面青爪
黑兼便痰喘请予诊治诊得心脉平和肝
脉弦大弱一结肺脉沉而大且乏力肝胃脉
沉涩两尺沉而无力予曰此系郁證也询之
果然病数日前进午餐因小婢忤意发怒遂
構此疾随以四神散与之服药半尽未及一时顿
觉神爽诸病减半举家欣跃予曰未也形
日子时分指甲变赤红色方可救已期甲色

果紅予復診之左三部如前肺脈微起肝
胃雖沉緩而不濇二尺亦正舊予謂其家曰午
時血當大崩如前驚惶以駭病在巳期果然
下紫黑血塊廿許大者數枚自此遂止後用壯
水益血和氣調理月餘全愈次年六月生一子
或問曰崩血證也該用血藥不效公用氣藥
而諸證頓除者何也予曰崩雖屬血其源
在氣經曰氣如橐籥血如波瀾決之

東流則東決之，西流則西矣。是一息不運則血一息不行，欲治其血先調其氣矣。氣或因血病治氣，理固然矣。嘗見有調氣而血疾不愈者，有不調氣而治血亦愈者，又何也？予曰：所因有不同耳。有因血而病氣者，有因氣而病血者，能以脈證辨之，而治法之先後定矣。且如人有稟來血弱者，有偶傷力而失血者，何使血虛氣必盛，陰虛火必熾，氣盛證欬血、咯血、便血作渴日晡潮熱五心煩熱甚則咽喉腫痛變證百出也因血而氣病者也皆以血為主治以養陰退火滋陰降火之劑而以氣藥兼之斯不調氣而血自愈矣此證右肺主氣氣收值秋金氣肅令脈宜浮濇今反沉大失其令矣書云下手脈沉便知是氣氣大者火也氣之餘即是火沉而無火是氣鬱而不運也沉肝木已秋脈當微弱茲反弦大而結扞

木結在血積於内也其痛原因怒氣傷肝肝火鬱結血不歸經而氣行耳痃能因氣而痛血在乎惟問何因在氣其予以治氣為先也或曰指甲已黑矣若斷子時當變紅血已止矣若斷午時復來何也予曰其正逢當去之時也蓋血活則紅血凝則黑爪甲黑在血凝而不散也今用藥以行其氣黑子時一當初動氣行則血行肝血一行其血即活

故忌甲寅而紅矣。巳午時一陰復生，肝乃乙木，乙木生午，肝藏血，今之邪不能容，故積血于此時奔去，積去則源潔，源潔則流清，氣行血運，循環經絡而病已矣。或曰：四神散不過數味常藥而已，何功之奇如此？予曰：藥不在多，貴用之得其宜耳。此方香附能行氣，以之為君；烏藥助香附行氣，以之為臣；蘇通梗十二經之關竅，白芷去腐血生新

血用之而佐當歸引之入心而生新血兼芎
引之入肝舒肝之鬱而去舊納新補益
引之入肝暢肝結而統新血而益健肝胃
而和中之用之而使以行之藥為主活血
藥輔之之治血先調氣之治也
一婦人患渾身倦怠呵欠口乾飲冷一月不
食強之食數粒而已亦以血虛治之其不以
之藥治之其不知為火而不知火之原其用

药雜亂愈治愈病，自夏至今病覺微燒遠。次年夏，後病復出，甚乎先年，飢消骨露。家人憂之，請予診治，診得三焦脈洪大，侵之肝肺，肺二脈微沉，餘部皆和平。予曰：此肺火病也，以梔子湯飲之，進二服即知飢甚，食自日增，體充實如常。後因久病不孕，家皆以為血虛，而用參者為害，大補之補乎月餘，婦飽往飲食頓減至之月餘乃經始通下，玉纖不堪，或行或止，不得通利之苦萬狀。予治以順氣養榮湯十數劑，一月內即受孕。

其夫曰：荊人賤恙自處子時至今二十載矣，幸遇君乃獲愈。但凡病不外乎血氣之治，血者固不致治，氣者亦不致，君獨以失治之，乃致者何也？予曰：尊閫之脈左手三部和平無恙，惟右寸微沉，右尺洪大，侵亡也之三焦之火升上而侮金也書曰火與元氣不兩立火盛則元氣弱元氣弱則諸病生渾身倦怠者火耗其精神也何久者火鑠而不伸也口乾飲冷者火熾于上也飲食不進者火格于中也肌消骨露者火氣銷鑠也諸病皆緣于火若不先治其火血氣何由而和故予用山梔炒黑以去三焦屈曲之火人參麥門冬收肺中不足之金焉

梅酸以收之，火勢既降，金體自堅，之氣暢
血和而愈矣。不窮其源，而拘之于血藥，何
益哉。又聞病源者，氣之失數年不受，又
何也？予曰：婦人之孕，在乎經調，經之不調，
由乎氣之不順也。衆皆以為血虛而補血，若
經行過期而色淡，行經微弱而無力，謂之
血虛可也。今過期而多，每來三五日方定，
色紅紫，行經之力，而氣滯血實也，何以謂

之之虛經滯血實而後用參耆補之則經愈滯血愈實安得自行如期而孕耶故予以調經藥為主以養血藥佐之經順其血行經事依期而妊娠已準矣向以降火為先而愈痰今以調經為主而已始治法不同病源只一何也經在先者經已餘即已火之病惟于經鬱而已鬱經一舒失卻自逆經之病未適乎致也張子和云求以標

正取本治于人無一損也之謂也
一人患齒病每至房勞齒亦俱生痛不可忍
表涼藥俱不能入口至惱怒病亦次之十
家亦經十年後殊甚每發必三五日呻吟
苦狀難述竟絕慾服補腎丸清胃飲俱不
效一日因疾作七日不飲食請予視之診其
脈上二部俱細和緩惟兩尺洪數至力急
按齒堅予白也腎經火邪太盛也以滋腎

飲餌之藥入口旦澈旦惡下之益遂覺毋
因惑之外又自咽而出復進之益其痛頓
止遂可即遂愈永不再作
吾人包久苦痛醫二十年所試藥不下百餘
皆未效君用三味而奏功俄頃何也予曰醫
膚腎諸痛膚火今診右脈洪數左力愈
按愈堅蓋沉濡而滑左腎脈也洪數者
力左心脈也腎脈不沉濡而洪數是所不

勝在何經所勝乃寒入乘其腎經中已
之火邪矣此過勞則相火一動邪火
上沖故齒生痛也又腎爲肝之母肝爲
腎之子肝主怒怒氣一發則子益母氣
木乘土火而火愈熾矣齒豈有不而不痛乎
至因清胃飲之以牙齦屬陽明胃也夫惟
胃脈從散在而當今胃脈平和豈胃無
恙因清飲何益也然惟無恙且中之涼傷胃

反欲食不進矣又腎主骨齒乃骨餘腎經
火盛故令人齒去復用補陰丸治之中之乾薑
等燥藥以火濟火火痛愈甚故用黃柏為
君以滋腎水泄腎火青鹽為之引升麻升
出腎經火邪藥一入口便覺丹田火熱上升
自咽而出腎雖一清齒自安矣何必清胃
補腎哉
一人患瘍滿口發痛瘍胃脘飽悶臍下皆

虛火飢不可忍食後腹痛坐立戰搖日夜臥榻
大便燥結無日能通清粥一二鍾食下即嘔
發吐此醫以衆作隔治服藥二年許不效
戊辰歲請予診治診得左右寸關俱沉
大而有力兩尺自浮而沉至候俱緊按之無
力搖擺之狀予曰此乃傷也須開導之
上焦補之下焦而行之可也遂以暢衛舒中
湯投之每日空心服八味地黃丸百粒服二

日愛之方連齋後之五消之方至五日可以斷之矣
飯二碗服藥三二次動履如常
武閣曰公因暢斷舒中酒甚為以旨後用八
味丸肉之桂附似与痞塞不宜可更用之何
也予曰人病之所之火治法之通之塞也
可火鬱所斷之病予用塞因塞用之法
也請以生診脈言之兩寸居上之脈滑浮
雖無沉數却俱沉大左寸沉長神之鬱

也右寸沉在氣之鬱也按之大在火鬱在上也火在氣也氣乃緣乃已失經云陽氣在上必去法往故胸膈胃脘飽悶脹痛也火之性炎上今鬱而不行也是以湯水入咽逆而不下停于胃口火氣纏懸而嘔酸吐水之病作矣右關脈弦不弦右關脈緩不緩二部俱大須指也必氣鬱而不伸也惟之氣鬱于上故飲食已咽而逆飢不可忍長食痞塞

虛也大便燥澀者津液不生也兩尺三候俱
緊緊則為寒邪由寒邪侵虛而入主筋攣
痿蓋主戰搖終年臥榻而不能起矣以此病論
之之陽偏在上而邪之大實火有餘而不降也
衰弱在下而正之太虛水不足而不能升也
實者而不散之則正之益虛者而不補
之則邪之益熾故治上焦則用麴朮舒中
湯至香附蘇梗開竅引之之藥參朮健中

此開鬱煉連翹散六經之火撫芎提發行木之用神也行木之鬱南木香通氣流行桔梗升提肺氣沙參助正氣而不助肺火此方非區區之火鬱乃火鬱發之之義也治下焦則用八味地黃丸此丸滋補下元又塞因塞用之法也火鬱發之以邪氣不實虛弱補之以正氣自充上下交治補瀉兼之施術自升火自降瀉鬱食進而六脈俱復平

頭使偏用湯藥舒散上焦火邪而不兼補下之
藥雖能解散鬱火于一時之火無水制必然
復起而痞滿之疾之誘于參也治病者可
不板古之病根哉

一士素耽詩文夜分忘寢勞神過極
忽身熱煩渴自汗惡寒四肢微冷飲食少
進初以為外感先發散次解和不應又用補中
益氣加二錢踰月而延診何象一日午後

發熱昏聾不知人恍惚譫語時季冬請予診與一省醫同視之省醫曰是少陽證也當以小柴胡和之予診曰六脈皆沉大無力曰是非少陽證乃勞神過度虛火證也省醫持前議遂以小柴飲之二劑覆夏加昏糊如予謂其友曰服是藥必熱愈甚當見發狂證作服之少頃果然發大熱刀刺發狂欲起飲冷水一盞始定復求予治

予以人乳并人參湯與服之，當日進四服，濃睡四五時，病減去半，次日又進四服，六脈轉徑沉細而有力，飲食安寢，諸證悉除。士友問曰：吾病數月，諸人用傷寒治法，先生獨以虛火治之，何也？予曰：傷寒之病，自表達裏，六日傳遍經絡，復傳至二十一日，所雖有餘證者，當從雜病論。今已二月矣，豈可復以傷寒之論乎？況傷寒[illegible]之脈，當弦長而有力。

今六脈浮洪滿指無力也豈少當脈耶蓋因平日勞神過度心血久虧汗無血納汗無血統當氣獨臟張當日久氣以火也經云壯火食氣火與元氣不兩立火盛則元氣耗所以發熱煩渴自汗惡寒等證也猶不可以血虛氣臟論乃水涸火勝之證也與傷寒實證較之大不相同小柴胡豈對證藥哉士宗曰先生何以色脈小柴胡為變

經予曰何爲少陽證乃實證也以小柴胡等藥治之所以泄其實也公乃陰虚之病非實病也乃以瀉藥泄之則元氣愈虧陰火愈熾焉豈不經之理哉士奇曰用小柴胡固非矣用補中益氣乃亦不效何也予曰公之病乃陰病也補中益氣補陽也陰虚乃補陽則陽愈甚陽愈甚則陰愈虚所以不效也士奇曰先生用人乳何義予曰人乳

然後醫兒然醫然後配然醫何嘗更用他
而元氣亂竭公之證用人乳長足以生血補
氣生於又以人參導引散于諸經以濟之
火與他藥不同故見效最速也
一妻元下第憤自怒患病每日申正時二
刻以微寒即作大熱乃躁躁甚如狂遂長二時
平後無恙惟小便赤黃乃隱往時一正心事
枝即夢遺每日必用益飲燒酒救杯鹽

皆以病為瘧，因清肝飲、半夏湯并截藥俱
不效，請予診治。診得六脈惟左尺浮中沉取
之皆洪數有力，餘部皆平。予曰：此潮熱病也。
以加減補中益氣湯治之，日進一服，三日而病漸
退。復用六味地黃丸兼藥調理，一月而安。
或詳曰：此之病，衆以為瘧，公獨不以瘧治，何也？予
曰：非瘧也，乃潮熱也。潮者如水之潮，依期而至。
液流注云：申酉二時屬膀胱與腎，主病屬二

經二經水衰火壯，腎中虧弱，火劫于中，故發走而躁，躁屬腎也。由敢問能癇之故乎？曰：癇疾之脈肝部必弦，今肝部不見弦脈，惟左尺浮中沉皆洪數有力。蓋腎與膀胱屬水之性流下，腎脈當沉濡而滑，今三候俱有，脈不沉也，洪數有力，不濡滑也。此為失水之體，因平日斲喪太過，腎水虧損，陰火妄熾，加之益飲燒酒，經入腎經，故脈洪數有力，小赤黃而澀，若癇脈豈有此哉。

因其兼冷痰動火乎因冷痰之熱自午至亥
發熱不能間之惟申至戌熱過甚便涼與冷痰不
同因各見以名醫表之當用補中益氣而不敢
何也予因加減之法咸未同耳予之去柴胡升
麻加丹皮澤瀉黃柏表母皮瀉膀胱火澤瀉
之腎火黃柏為君以生腎水之旺則火息而愈
熱熱退矣用六味丸長之取至丹皮澤瀉可也不
加其仍何用柴胡升麻其乃升行之藥以之

治腎所以來致

一儒官仲秋來患便閉證初因小便時閉服五苓散八正散益元散俱不效一醫診曰二尺俱無脈作下元冷處方用八味丸治之日一服服三日大便亦閉口渴咽乾煩滿不睡用奸行丸潤腸丸小便一日數十次惟點滴而已大便連閉十日腹滿難禁眾議急用三一承氣湯下之服後微利隨閉又加小腹邊脹滿痛復用舟車丸遇仙丹每空心一服日利三五次

裏急後重糞皆赤白如是十月日夜呻吟惟飲清米飲及茶盃許九月終請予診治診得兩寸沉伏而有力兩關洪緩無力兩尺不見予曰關尺無恙病在膈上乃思慮勞神所致病也以越鞠湯投之服一盃噯氣連出再一盃大小便若傾所下皆沉積之物渾身微汗因進薑湯一盃就榻熟睡〻覓粥進二盞次早復診六脈無恙調理氣血數日全愈

一士夫問曰吾友病脉兩俱沉兩關洪緩兩尺不見衆皆以為尺脉無根君獨以為尺脉自穩衆皆曰病危君獨曰虚秘何也曰二便皆閉其病在下用下部藥反似為近理君反以上部藥收功又何也予曰人身之病其上其下其表其裏雖其不同不過一氣為之流通耳氣之通塞均于脉息辨之今兩尺皆無衆泥經文謂如樹之無根矣不知今年己卯燥金司天君火在泉己土運

手中正是南面以象君位君火不行令兩尺
不相應令兩尺隱然不見正爲己卯年之體若
足脈盛手寸則爲尺寸反矣經曰尺寸反者死豈
八味丸所能治之然而裏急後重赤白相雜
痛則欲解亦似乎滞下之證但滞下之脈
見手兩關今關脈不浮不緊不數且非滞下明
矣既非滞下而用承氣舟車遇仙等藥則
元氣爲之大傷而病愈增矣今病源在上

焦氣秘而下竅不通也以脈居上兩寸之脈當浮
今不浮而沉下手脈沉便知是氣之滯不行則
外竅失職是以下竅秘結二便不順吸門不開幽
門不通正此之謂也譬如注水之器閉其上竅則
下竅不通水安從出可不治上部而專治下部
攻之愈急則元氣愈結二便何由而利耶宜用
香附之辛以扶滯氣蘇梗通表裏之竅
連翹香辛升上以散六經之鬱火蒼朮神也

健脾導氣散中結于四肢矣甘草以和中州加桔梗引黄芩枳殼蕩滌大腸之積山梔去三焦屈曲之火而利小腸樞機暢達汗水使上竅一通則道開衆氣一順則達表氣自暢氣以周身汗出二便俱利正所謂百通也夫氣秘在病之本便閉在病之標予惟治其本故見效速也

有亭殿下己卯冬月病痢衆皆治通利之劑

次行治肝又從滋補月餘而病甚每日行散次壯腹從痛但泄瀉而便不多起則好痛屢出難伸胸膈壯滿若有物礙噯氣連氣乎四肢厥喘息不出召予診治診其兩寸俱沉大右寸肺脈更有力右關沉緊左關弦长而洪甚兩足沉微來主一樣予曰此肺氣鬱滯之病也以暢中湯進之服後兀兀欲吐噫氣上升噯氣數十口即大便所下污穢頗多胸次舒暢

腹中覺飢自午至亥必一次四肢不厥肩背
輕快六脉平復但心内怔忡頭目昏眩飲食無
味用六君子湯加香附砂仁二劑胃氣漸復眩運
怔忡不止乃作又以補中益氣湯加蔓荊子
茯神棗仁黄柏等月而諸證全愈
至九日殿下置酒謝予問曰吾病瘡二月始
用通法繼服調理脾胃之藥月餘而瘡反劇
先生用枳殼黄芩覺到大補而瘡頓止甚

何也予曰殿下之脈兩寸俱沉左寸沉者心失營於下乃神勞也右寸沉而無力者蓋肺主氣與大腸為表裏又主宗氣之動脈宜浮短濇是今不浮而沉者因思則氣結不能循環失其升降之常惟是大腸順道氣滯而下陷故作裏急後重似乎痢實非痢也而是謂四肢厥逆大腸不清脾因淋于濕之故是謂內是脾積作痛脾因積責下之者二說

虧是予曰皆死也殿下肺脈不浮而沉是金不能令也金不能令則不能制木故肝脈不弦急而弦洪不也、脅而反克木來侮土肝旁轄結於內不能運故四肢厥逆而厥冷所謂熱深厥深亦深也熱、厥者上不過肘下不過膝脈伏而有力可驗也說為熱、厥豈可復用附子大熱之劑若用子附溫之症固死矣而歐設以備責夫之死經曰心藏神多言則神勞脾藏意多思則勞結氣結散復痛下利若復加以生涼之利必結也急之消貴所以忌不可用也予惟以辛涼之利散之乃香附辛溫以快肺氣蘇梗疏通之穀神也舒肝氣以悉肝積蒼术燥濕引肝氣散於四肢檳榔暢達肝氣貴先枳殼蕩滌大腸加甘草以和中使氣升而循環經絡積去而大腸通快又何復痛之不减而厥逆之不除哉

大司馬譚石吳公甲戌季春臥病兩月發熱欬嗽痰喘氣急胸膈痞滿午后面目俱浮腫衆惟清金寧嗽又以補胃不應發汗因利水並補劑之病益甚予診其脈左寸浮而無力左關弦長推之於外而見洪大而芤侵過寸部一分左尺沉弱無力右寸沉而帶芤氣口脈按之緊而且牢弦然一缺右關中細無力右尺澀之不動予以爲心乃一身之主腎爲性命之源。

脉不病雖危不妨惟以右寸并診曰脉斷之寸
口沉而芤非痰乃血也於左弦缺而緊沉數而牢
六部見之皆為積聚之診口緊而缺長積
血在脾胃之間壅滯之診之滯則血凝而
積血證也時值季春此診上升因用越法治
之進以暢膈豁痰湯辰時服藥至午未時診
息全無而暮吐紫黑血二三升臭不可聞證
減八九六脉豁然予曰診救時尚可汗可

預防之無令太過已期果然次日脈平矣
和惟欲嗽常至二三鼓以枳桔二陳湯加
香附甲尾當歸根茅根童便調治三日之間
上部之疾全愈但肝腎之脈無力飲食少
味四肢倦怠每用六味地黄丸早晚兩丸午
以補中益氣湯加麥冬沙參黄連調之
中半月後氣體充實而諸病悉痊矣
譚石公曰余之病積血時矣但此方皆擇

藥何以能治血病乎曰血隨氣而行氣向
血而動氣順則血行氣滯則血積治此病
者須以調氣為主亦醫用氣藥而不致有
因氣雜亂不能升降次第之宜不察臟腑
標本之異又不用引藥為之導引故也夫血
在肝經當用血藥今血在脾胃之間徒用
血何益哉宜用氣藥開提氣以引經藥
導之氣正則血隨之而升自然越去而安

矣至於食時服藥而午時小便全無其元氣
隨藥氣上升而小腸膀胱液竭也又至夜
而汗出蓋汗者心之液心氣伏而動之氣至
子時發動氣動則汗出正所謂一通而百通
也予製此方以蘇梗開桃其氣香附建麯
术貝母桑皮散之鬱赤芍活動之血也
藥一進則鬱者舒積者散沉滯者升而上
矣一越而百病除何必拘之治血哉醫之

捕賊先必須探其道路地勢民情土俗之人為之
向導庶戰則賊易擒遁則賊遁之路皆則我兵
進其要路安之賊巢所在欲與之遇且不自
更望賞畏服而遁走耶古人云用藥如用兵
信哉次年乙亥冬公總漕河董築盂城胡堤
丁丑冬閱新堤步行數十里勞神過度汗透
重裘夜渴多涼飲薑汁數碗十餘杯痛即頭
眩因昏悶滿煩渴大吐鮮血四五日一老醫以

劑藥以之三日後胸膈痞滿左脇悶痛飲食
漸少午後躁熱欬嗽連聲半月後面目手足
浮腫醫以為脫色過度淫慮火動而進滋陰降
火藥長醫以為勞神太過傷饑過飲而用補
肝胃消痰化食之劑長服二藥左脇益痛
難以轉側予診之脈曰此即甲戌之作痛
復作也但昔之積在肺胃之間今之積
在左脇之下故曰亦用昔之吐法乎予曰昔

痛在表也者之外為用吐法今乃宜各下者
收斂之氣輕伐下之和須先以疏通之劑通其經
絡絡後以蕩滌之藥逐血下行徐徐調和榮
衛可也面目浮腫乃水經也乃血病而為者其
附故之者浮於前乃必欲消經只去其血積
前者自腫經而經即消矣公不聽予言蓋
勞於公務日服去水消經之藥泄去出淫小
全無虛頻作燥者喘而喉不能出不月而殁

惜哉癈時口中鮮出紫血數升家皆驚愕於是始信予言爲不誣

椽史陳文係素卧病三年多體羸瘦畏寒戰慄後發熱自汗始能背脊拘攣兩膝軟弱飲食不進々則嘔鳴作瀉心虛驚悸惕而善怯畏風畏寒頭眩目昏月信愆期莫知其病々之源也予診之脉朝診之已自宣概暮診之與初無異書云早晚脉同病雖危乃可療

之脈左寸左關右寸右尺失之升降之常
惟肝腎二脈平和也之病因久失條子日甚
也往來戰慄出汗既汗乃解如此瘧乎予曰
久瘧之脈病來脈弦而大病退脈靜而弦小數
脈早晚無異此之以為瘧除子曰病形羸瘦
間響心驚畏寒畏熱自汗如雨飲食不進月
信不行以致產後弱病乎予曰維之證診
也乎四部之脈之體不失其形之象且來

皆緩而無沉小濇數之脈何為弱也自經期已
過三月曰非孕乎予曰滑按當別謂之孕
今滑脈沉滯當脈不別焉有孕曰飲食少進
即便瀉去非脾胃泄乎予曰脾泄者飲食不化
今復響一陣瀉一陣糞皆黃水熱下者是火
能化物與脾何干也正是熱病也至乃餘
即是火之與元氣不兩立元氣已虧不可多藥
今兩脈證開具於左之心小腸火之本矣上

脉者浮大而散今診曰心脉雖大而散尤欠浮不浮是何義心爲一身之主藏神而主血宜常靜而不宜多動人能靜養則心血充滿脉浮大若不能靜養事之擾亂心無寧刻斯神不安而血不充是以脉無力而不浮惚忡驚悸之病由之以生也况診至又八至或十二三至又往下閃中一獵之類以厥經火之狀也乃君火擊於下而無離明之象也據脉論診者

而胸中煩悶噫之氣不舒噫出自汗則內
清靜而腠理不密畏寒之為驗左關肝膽居
木脈經云肝弦細而甚亦診得左關弦甚而不及
又能甚不可去胸滋侵土廿部之分推之於內外也
泄大腸之力是肝家之餘也蓋因失于禁於
中下不能承為順正氣之源未始太甚土助
心火中傷肝土又肝藏血而主筋病為頭
眩目昏脊背項強辛難轉側背冷如冰甚

則一鞕不痛可思下則脉搖軟弱無力脾胃
不和等證為驗左尺腎與膀胱屬水經云脉宜
沉滯而滑惟此部脉之正往來不匀搏不搏
幸是無孕也右寸肺與大腸屬金脉宜短濇
而浮兹沉滯而大搏三五至或十數至一結之動
積深脉沉是痰也必肺受火邪痰鬱不行
也病膈胸滿不利或時悶痛右肋脹滿飲食不
便傳送大腸嗚泄等證為驗右關脾胃屬土

之脈虛緩而大也部雖無力猶不失之本體右尺三焦命門屬相火君火不同令相火代君行令者也云命門還與腎脈同蓋謂右尺雖是火體之沉靜不宜浮大也部浮取三焦脈浮而無力侵上行胃是君火鬱於下而相火升於上侮之金也為病主為漏泄禍嘈雜飲食不利等證為驗詳六部脈證惟左尺內體腎為壽元根本尚固右關行土為木

所偏雖是少力然來去緩大而不弦也此症之源未窮乃存無是處也予惟探其本源治之先投以和中暢衛湯三劑而稀脈浮起稍次數並諸證頗減繼以清中實表固其腠理月信太多久積空之去表裏皆空用補陰固出之劑並崇河車丸日進一服月餘全愈

徐子曰敢問用和中暢衛之旨予曰人之

一身有氣有血，氣血調，百病不生；一有怫鬱，諸病生焉。今診之脈，君火鬱於下，相火代令，侵於上而侮金之衰，不能平木之旺，侮土之弱，不能生金，故肺脈沉大而結。夫肺為五臟華蓋，百脈之宗，專司乎氣。浮取三菽之重，與之皆肺，與毛體亦沉滯而結。夫氣綱領何以行？氣之有一息不運，氣血有一息不行，氣血不當，百脈不能逐刻循環，凝滯經絡，縱病蝟生，理必然也。病證多端，要之不過氣鬱乃已丹溪云氣有餘即是火火鬱當發之故用蘇梗桔梗開提其氣香附撫芎蒼朮神麯解散其鬱貝母化其鬱痰砂仁快其滯氣鬱氣散後宜體堅木平水壯何慮相火不濟也若夫木商夏之或功成退維土不必專治也用知中滿意也

瑞昌王孫鐵園將軍久患腹痛每飲諸藥不效飲燒酒數杯頓止無能識其病者甲戌孟夏予診治

以之脈左寸沉大而無力左關弦大而堅時或一缺左
尺沉弱無力予曰此內積血證也彼不信至仲冬
之病大作面從目碧脹施浮腫神亂急往復痛
飲燒泛之不已是夜診之脈與初診無異惟人迎
急口之脈洪滑侵上氣之而欲吐之意投以薑湯
一盞遂大吐吐出血餅大如杯者大如棗栗者各數十
塊又白飯清水不離如筆管者二三條吐訖胸中寬
快何不服藥次日茶吃口鼻急塞四肢厥冷皆不知

人以脈間微也乃已予復診尋兩足猶存根本尚在
急以燈火暴之也池取口中脘之海病長暑
亂乃痛即言反人扶坐勿令睡倒隨進獨參二
服手足微溫繼用人參湯五錢附子二錢作理中湯
日與飲之六脈微見過又日方開眼識人小便始通
即以補中益氣湯六味地黃丸每服半月元
氣壯實諸病悉除
予因此湯證擴伸前而問曰經云無實實無虛

虛失血之證而用補氣之藥亦而實實虛虛何也予曰去亦無實實無虛虛之治先校診白汗脈弦大而堅或時一缺蓋肝主血弦大而堅血有餘也或時一缺血積而不行也肺脈浮大大者火也金受火邪氣弱不能運血也肝脈微濇肝主思思則氣結而不能生血也今之吐出之物又皆白飯清水血成片塊如棗如條氣者不逆流吐之之後以證觀之血猶有餘氣愈不足

若不用人參以助元氣，白术以健元脾，附子以助陽氣，乾薑以暖血，甘草以和中，經絡何以開通，血氣何以流行，望元甦必難矣。

瑞昌王浣白之妃患泄瀉，屢用脾胃門消耗之藥四五年不能止。一醫用補中益氣湯，人參三錢，服一月不泄。忽一日因酒於傷，復響如雷，大瀉若傾，昏不知人，口氣，手足俱冷，渾身汗出如雨。用人參五錢煎湯灌甦，如是者三，病者

服人自覺口中燥嗌鬱甚以為出汗過多元
氣益弱于前湯內加人參三錢酸棗仁大附子
薄桂各一錢服後厥冷甚飢書出冰夏晨亦不免
來二年計服過人參廿五斤桂附各二斤
酸棗又十斤至己巳冬飲食入口即時瀉出腹中
即飢飢而食食即瀉日數十次多不免嘔目畏
燈火予初診之六脈全無久診之六部來疾去
緩而有力出語則言聲尚雄壯脈之而脈自予

斷之可大劑大瀉也以黄連入平胃散與之飲
藥少頃熟睡二晝不索食不泄瀉飲五日方知藥
味甘苦沉因通元二八毋與湯藥間服一月飲食調
和其病遂愈
予因予藥衆皆驚曰不瀉之病飲下即出
六脉俱芤虛弱極矣先生言六脉已除乃
因黄連性苦之物以瀉實苦能堅所不知也
予此乃元極之病大極似水若以為虛弱而

用補藥是抱薪救火矣衆曰既云是火則火能生物之長物不是何也予曰譬之鎗砲先已下藥在內遇火即是時亮去熱下之曰胃中下之熱雖停食正合此也果是虛弱之證前已用過參附等藥數十斤而不愈耶予以黄連四錢為君以瀉火熱用平胃散為脾胃之引因此病火熱甚烈不可偏用苦寒之黄連兼用蒼朴四味之溫以緩治之此所以平胃

而致也

揚郡一廿婦年十九稟賦怯弱庚辰春因患瘧疾臥榻年餘首不能舉形瘦如柴髮結若氈起便皆賴人扶一柱不離者五月日惟啖甘蔗汁而已服滋陰降火藥百貼不效正月因人參一二錢長飄喘然不安莫能措手予診其脈六部俱軟弱無力氣虛損因久矣以補中益氣湯加減治之而人參更加倍焉服

三劑遂進粥二盞雞蛋二枚後以強筋健體之藥調理數月飲食寢處如常痿證悉除咸問曰諸人皆用滋陰降火公獨用補中益氣何不同如此也予曰痿因內臟不足治在陽明陽明者胃也胃為五臟六腑之海主潤宗筋宗筋主束骨而利機關痿由陽明之虛而然陽明胃土不能生金則肺金熱不能榮養一身脾虛則四肢不能為用茲以人參為君

黃耆白朮等藥為佐皆健脾土之藥也土
健則能生金之堅而痿自愈矣此東垣第一
治法也又閱而用人參一二錢便作喘脹氣倍
用一二錢又加以滋補氣藥而不喘脹何也予
曰五月不食久久脈弱甚是邪氣太盛元氣
太衰用些須參猶一杯水救車薪之火不
惟不勝而反為氣所製氣喘脹也宜矣予
倍加參至兩以大軍擢大敵豈可不剿滅

又載

瑞昌王孫毅齋年五十二素樂酒色癸丑九月初旬起小解忽倒地昏不知人若中風狀目閉氣粗手足厥冷身體強硬牙關緊閉諸醫有以為中風有以為中氣中痰有用烏藥順氣散等藥俱不效又有作痰治有用附子理中湯愈加痰響五日後召予診治六脉沉細緊滑愈按愈有力予兄宏道問曰此何病

予曰寒濕相搏痙證也痙病得之能當用羌
活勝濕湯主之先用稀涎散一七吐痰一二碗
皆情即遲通進勝濕湯六劑全愈以八味丸
調理一月精神復常
客適曰病無掉眩氣脱中風然與中寒中痰
夫陰三者觀之似亦無異先生獨以痙病名之
夫痙病緣寒濕而成吾宗之家遍于學
暖乃之寒濕何由而得痙病何由而成予曰運

氣所為體虛在內之本年癸亥戊癸化火癸
乃不及之火也經曰歲火不及寒水侮之且季
夏土氣太旺土為火子子為母復仇土來制水又
月八月主氣是濕客氣是水又遇寒水之
氣水方得令不伏土制是以寒濕相搏太陽
氣鬱而不行寒證之脊背項強辛難回顧語
似折項似拔乃膀胱經痙病也寒邊曰痙病
緣寒濕而賊焉藥順氣等藥行氣導痰

去濕者也附子理中湯去寒者也諸人用二
藥俱不效光其因勝濕湯而諸證頗正何取效
之速如是乎曰證病之形貴在認明脈體形
證因藥之所全在理會經絡還是脈證相應藥
之引經也假如知必先察其何處不速致耶
夫脈之六部俱沉細緊滑沉者裏細為濕緊
為寒中有力而滑者寒濕之餘而相搏也若
寒脈之證但緊細而不滑諸醫以為中風之脈其

浮其脉不浮而沉且無掉眩等證豈是中風
以為中藏中候之藏之脉不緊其脉緊而體強
直也既中藏中候也此痙病詩云強直反張
神皆似中風候流唇口動候痕與癇同其體
強直堅硬脉沉緊細而滑既痙而何承用烏
藥附子理中湯去寒不能去濕去濕不能去寒
又不用引經藥何以取效若勝濕湯藁本羌活乃
太陽之主藥通利一身百節防風蔓荊能升

上下之濕獨活散并除胃經之邪之濕洗散病
而不瘳 長孝
百城王福齡之妃癸亥六月受孕偶患泄瀉脈
中而氣鬱在用淡滲之藥以之內陷每月
泄三五日而作飧泄在用參苓白朮散之類
二三以後竟每日以泄五六次至次年三月生後
產達泄。旁月日夜八九次諸藥不效驚惶無措召
予治之診得兩寸尺俱平和惟兩關沉大而力

予曰此暑病也以黃連香薷飲治之一劑減半
再劑全愈惟弦脈未退又用通元二八丹調理半
月脈平復
士曰既愈泄瀉一截諸醫未有言暑者公獨言
暑者何見也予曰見之手脈兩關浮而洪大
有力故知為暑泄也士曰脈經云風脈浮暑脈
虛今洪大有力非虛也何以斷是暑予曰暑傷
氣初感即發其邪在肺皮膚衛氣受病

故脈虛自去年六月至今兩十月矣而邪自表入裏蘊蓄日久而是熱日深故其脈滑大而不力也且是病固矣公斷脈產後之病又何見也予曰產脈見于足廿足廿洗手於產何干洗病于未產參能產病益於矣且曰諸醫用藥以致一時而不能除根何也予曰諸藥不外利其不補裏其古熱已見其自其源也其源在是其因是藥豈不除根其哉

又孫章卿壯年戊寅夏月間秋收忙過飢食二難方飯數杯時因惱怒又暮風雨大作又當風沐浴後寒方熱戰發背脊強胸痛腹痛一發因而積發發汗方涼戰止惟頭額肚腹大熱又服桑菊湯半月不愈大便雖去不去要去甚須即時作痛又因大黃下三五行病仍不減又加胃嘔吐逆飲食入口即吐吐時頭汗如雨又頭以還四肢戰厥冷或發熱大便一日二三次

小便如常飲食不進者四十餘日亦不飢形瘦
日甚定父從山殿下召予診治左手三部俱
牢細其差雖大腸與肝胃脈俱沉緊按之
則大時一結堅牢有力推之不動按之不移予曰
此為裹食積也下之則愈先以紫霜丸二十
一粒溫水送下二勤時不動又進又丸約人行三
五里復始鳴下如血餅者五六塊血水五又升
道復飢索食以清米飲量汁沙益少許一二

杯与之卵巢頗生次早復診右寸關脈豁
然尚左以平胃合二陳湯日服一劑次用補中
益氣湯加麦冬砂仁侵晨服六味地黄丸
理調了一月全愈

泄山曰吾兒之病今歲內傷魚肉之蒙醫用
汗藥已愈但納後痛甚及下咽後嗳胃當見
食即吐米粒不下惟啜清湯米飲乃下能
所宜矣先生復下之而愈何也予曰吾兒乎

脈訣左手三部和平無所證，右手寸關沉緊而結，堅牢不動不移。脈訣云：下手脈沉便知是積。沉而有力者為積，沉緊為寒為痛。自脈斷之，當明經屬食積也。若又云食積發熱於夜，晝涼，頭額肚腹最甚，胃中積熱蒸之頭汗，已頸而還。由所證觀之，當明是積甚明矣。從此四先生論，積固當下，醫用小承氣湯下之，不惟不能去積，而反加胸悶不食，何也？

予以殿下先因氣裹飲食後復外感風寒
當用藿香蘇散一劑以紫蘇葉散去表
寒以香附陳皮內行氣滯表解食消豈
不兩全乃用五積散雖以麻黃散寒而當歸
等藥又補住食積故胸腹急痛已于大小承
氣尤如未、當小承氣去胃中之邪盡大承
氣去當時之燥糞以殿下既邪盡燥糞
蓋邪盡燥糞乃寒邪自表入裏積盡、

之毒鬱結為所大病中原乃之冀咸也咸
腸必遇大黃之峻以邪去結散而朴硝之
鹹以堅積結諸也大小承氣湯之主治也若
殿下乃以形之物白分而之在且難蛋性
涼而滯食時遇惱為寒時裹又加以沐浴受
寒之寒與食在內寒之邪在分色裹堅固也
勢乃不易消化去欲解散寒邪消其食
積能溫熱之藥不可食而熱則行而冷則

凝者不因溫熱，而反以寒之涼治之，則寒之機勢愈滋，食積愈堅，痼癖愈滿矣。紫霜丸取巴霜之大熱以為寒凝者，杏仁之辛走以破積氣，代赭石、赤石脂之重墜以鎮寒之癥癖者，氣重之巴霜之性走而不守，何患堅不為積不除？堅積去則飲食自進，元氣復而病自痊矣。

方十一首

四神散

香附一錢 烏药一錢 蘇梗五分 甘草三分 撫芎三分 白芷五分

加當歸二分 白术三分 神曲三分 水煎服

壯氣又和丸

香附一兩（醋炒） 烏药一兩 漢防己八錢 歸身一兩 白芍一兩（酒炒）

熟地一兩（酒蒸焙） 續斷一兩 甘草八錢 桑寄生一兩 藿香一兩

白茯苓一兩 山药一兩 砂仁八錢 蜜丸服

抱子湯

山梔炒（薑汁浸一宿，晒乾炒至色黑，研極細末用人參）二分　麥冬一錢　烏梅二

竹瀝湯調梔炒末二茶匙服

順氣養榮湯

當歸八分　南芎六分　生地一錢　白芍一（酒炒）　陳皮六分

甘草五分　香附一（醋炒）　烏藥五分　山梔（薑汁炒）五分　蘇梗五分

黃芩（酒炒）八分　枳殼五分　青皮五分　因大便燥結加黃芩

枳殼　白水煎服

滋腎飲

鹽黄柏三乙 青鹽乙 升麻乙 水五椀煎服頻頻漱之下嚥

暢胸舒中湯

香附八分醋炒 蘇梗七分 蒼术八分泔浸 貝母八分 連翹七分去心

撫芎六分 神曲八分 沙参乙 桔梗四分 南木香半分

大剂煎徐徐呷之

加減補中益氣湯

人参乙 黄耆八分 當歸八分 陳皮六分 白术八分

甘草七分 澤瀉六分 黄柏七分 牡丹皮六分 水煎服

越鞠湯

香附醋炒乙 蘇梗六分 蒼朮八分 神曲乙

甘草三分 桔梗四分 貝母八分 枳殼七分 山梔六分

撫芎六分 水煎服

暢中湯

香附八分 蒼朮乙 神曲半乙 撫芎五分 黃芩八分

枳殼三分 蘇梗七分 甘草三分 薑一片 棗二枚 水煎服

暢衛豁痰湯

蘇梗四分 桔梗四分 香附七分 連翹三分 茅根六分
撫芎六分 赤芍六分 貝母七分 蒼朮四分 水煎服

和中暢胸湯
蘇梗七分 香附薑汁炒 撫芎八分 桔梗六分 蒼朮八分
神曲炒 貝母八分 砂仁研碎三分 連翹去心六分 薑三片
水煎服
黃思蘭先生醫按十六則從莫逸溪處之
藏笥中十餘年偶檢帙每讀耳目為之一新

今世流俗守規繩不識變通縱乃鏡出一奇
不過以寒因熱以熱因寒以瀉因補以補因
瀉因法以已能出智快一時為害彌深留心先
生出深理論精詳然後據脈以求因不適證
轉循因以獨斷徹見理原出乃細推在乎
超乎世法者矣讀之可以開人心眼枯棲詩樣
以公同好時丁巳冬己酉月達表速貿李
成書覓刻册繹校子之末錢塘靈復

[illegible]

緒言

故人所作醫按審因辨證察脉定方咸具精義若夫分析疑似直指病之所由來與其所傳變而歷歷若洞見藏府虛實則易思蘭自紀十八案尤為明暢先哲謂讀之可以開人心眼豈過譽哉又嘗讀沈堯民之論謂易氏醫按大概以天之六淫合人身之六欝而成病故其立法以開欝為先務而補

並仿為之用藥以川芎神曲香附蒼朮蘇梗枳殼桔梗甘草八味為樞要如是四神散暢鬱舒中順濟農緊紙滿利維加減各殊而大本之古越鞠一方以此意古人用藥各具一門悟入不拘牽昔人成法云云此條議論能扶昔人所言之義而顯示之以後為學之生針所益殊不淺因以節錄之語記焉

乾隆乙亥正月十九日乙丑晉山王琦跋

予曰殿下先因為裏飲食後復外感風邪當
曰若用香蘇散一劑已之棄蘇蒸散去表邪已
去附陳皮內外為滯表解食散消邪不兩全
所用五積散雖是麻黃散邪而當歸等藥
又補住食積故病復愈痛已乎大小承氣尤為
未當小承氣去胃中之邪熱大承氣去當時
之燥糞今殿下純邪熱燥糞盡邪熱燥
糞所以邪自表入裏積熱之甚故結腸所